JN102469

イメカラ

イメージするカラダのしくみ
Visualizing Human Body

免疫

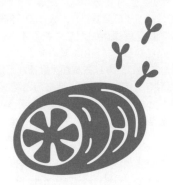

はじめに

　医学の勉強の入り口は，解剖生理です．

　解剖生理は，人体の正常構造とその機能について勉強する分野です．

　臓器や筋・骨格，血管や神経の名前を記憶して人体の地図を頭の中に構成していき，各臓器の細胞のはたらきや，蛋白質などのはたらきについて勉強していきます．

　ドクターにもナースにも，解剖生理を勉強しなかった人はいません．

　けれど，解剖生理に苦手意識を持っている先輩が少なくないのも事実です．

　解剖生理は医学の基礎事項とはいえ，人体に関する膨大な情報を，それぞれがきちんとリンクしあった状態で保持することはとても大変なのです．

　ではどのように勉強すれば，解剖生理の知識を正しく効率よく身につけることができるのでしょうか？

　私たちはその答えが，「情報の整理整頓」と「イメージの活用」の2点にあると考えます．

　本書はページをパラパラとめくればわかるように，どこを開けても「見開き完結」，つまり左右のページが文章とイラストで1つのセットになっていて，必要な情報はすべて見開きの中に整理整頓されています．

　そしてこの見開きの中で，「かみくだいたレクチャーのような文章」と「正確で自由なイメージイラスト」が，人体の正常構造と機能について，ストレスなく鮮明に理解・記憶させてくれるはずです．

　リラックスして，どこからでも自由に読み進めてください．

　『イメカラ』を読むことで，みなさんが，最初から解剖生理を好きになれること，国家試験を丸暗記ではなくきちんと理解して解けること，そして臨床の根拠を知ったうえで医療従事者として働くことができることを，切に願ってやみません．

2021年11月　制作者一同

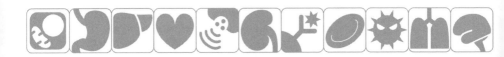

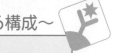

　『イメカラ免疫』の目次を見てください．この本の全体像を把握しましょう．

　免疫は，外からやってくる異物から身体を守るしくみです．

　「**1. 免疫の全体像**」では，免疫が関わる代表的な事象を挙げながら，免疫の特徴を概説します．後半では免疫の根幹を成す，自己と他者を見分けるしくみについて解説します．

　「**2. 免疫を担当する因子**」では，免疫を担う様々な細胞や物質の特徴を，個別にクローズアップして解説します．

　「**3. 免疫の場**」は，免疫細胞たちが育ったり，成熟した免疫細胞たちが実際にはたらいたりする舞台となる免疫系の臓器・組織について解説します．

　「**4. 自然免疫と獲得免疫**」は，免疫の実践編です．細菌やウイルスの感染を例に，免疫の担い手たちが免疫の場において繰り広げる連携プレーを時系列に沿ってたどりながら，正常の免疫のはたらきを整理しましょう，

　「**5. 免疫・炎症の検査**」では，免疫のしくみを利用した検査や，免疫機能の指標となる検査，アレルギーや自己免疫疾患など免疫の異常が生じた際にみられる検査所見などを解説します．これに加え，免疫と関わりの深い炎症反応が体内で生じた際にみられる所見についても解説します．

　「**6. 理解を深める疾患編**」では，免疫の暴走であるアレルギーや自己免疫疾患を中心に解説します．また，免疫の機能が低下してしまう免疫不全の状態や，免疫系に作用する代表的な薬物についても解説します．正常と異常を対比しながら読み進めることで，更に理解が深まるはずです．

　これらの章によって，みなさんに，免疫についての鮮やかなイメージをもっていただけることを願っています．

2021年11月　制作者一同

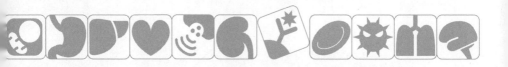

イメカラ免疫

補体
▶ 免疫反応を補助する蛋白質

補体は抗体の作用を補う物質として発見された蛋白質ですが，実際は抗体がない状態でも免疫反応に関与します.

補体とは
補体とは，補体系とよばれる免疫反応に関わる約20種類の分子をまとめた呼び名です. そのうち個別に名前がついている補体成分は
- **C1～C9** (C は complement (補体) の頭文字)

の9種類の蛋白質で，同定された順に基づく番号がふられています. 主に肝臓で産生され，血中に豊富に存在します.

ふだんは不活性の状態ですが，病原体の侵入などを契機に活性化されます. いくつかの成分は，分解されることで立体構造が変化して，分子内の反応しやすい構造が表面に現れることなどが関係しています.

補体カスケード
1種類の補体が活性化すると，ほかの補体も連鎖的に活性化していきます. これを
- **補体カスケード**

といいます.

補体カスケードは大きく前半と後半に分けられます. 前半は
- ①古典経路
- ②レクチン経路
- ③第二経路

のいずれかをたどり，C3 (④) の分解に至る反応です. C3 は血清中の最多の補体成分であり，膠原病などの検査項目に含まれています[112]. C3 の分解により C5 転換酵素が生じます. 後半は C5 (⑤) の分解以降の反応で
- ⑥後期経路

ともよばれます.

補体活性化の経路
①古典経路は，
- **病原体などの抗原に結合した抗体**

の Fc 部分に補体が結合して活性化することから始まります.

②レクチン経路は，病原体表面のマンノースという物質に，血中の
- **マンノース結合レクチン (MBL)**

という糖蛋白質が結合し，これが補体を活性化することから始まります.

③第二経路は，血中で自然に分解されて弱く活性化している補体が
- **直接，病原体に結合**

し，活性化して始まります.

①②は抗体が関与するため獲得免疫，③は自然免疫に分類されます.

活性化した補体は様々な形で免疫反応に関わります.

炎症反応の促進
C5a (⑦) などは
- **走化因子**

で，好中球などの遊走を促します.
C3a (⑧) や C5a (⑦) は肥満細胞のヒスタミン放出を促し，アナフィラキシー様症状[102]をひき起こすため，アナフィラトキシンとよばれます.

オプソニン化
C3b (⑨) は病原体に結合して食細胞による貪食を促進し，これを
- **オプソニン化**

といいます.

活性化した補体の元に複数の補体が集まり病原体を攻撃するしくみもあります.

溶菌
C5b (⑩) に C6～9 が結合すると
⑪膜侵襲複合体
(MAC : membrane attack complex)
を形成して病原体の細胞膜に穴をあけ，そこから水やイオンが流入して溶菌させます.

このページと一緒にチェックしておきたいページを示しています.

各巻の参照ページは
循環器：♡ > 呼吸器：👃
腎臓：🫘 > 消化管：🧍
肝・胆・膵：🫀 > 内分泌・代謝：⚙
血液：🩸 > 免疫：💉
のアイコンで示します.

流れが変わる所には罫線が引いてあります.

ポイントとなる内容は赤字になっていて，チェックシートをかぶせると消えます.

イメージするカラダのしくみ

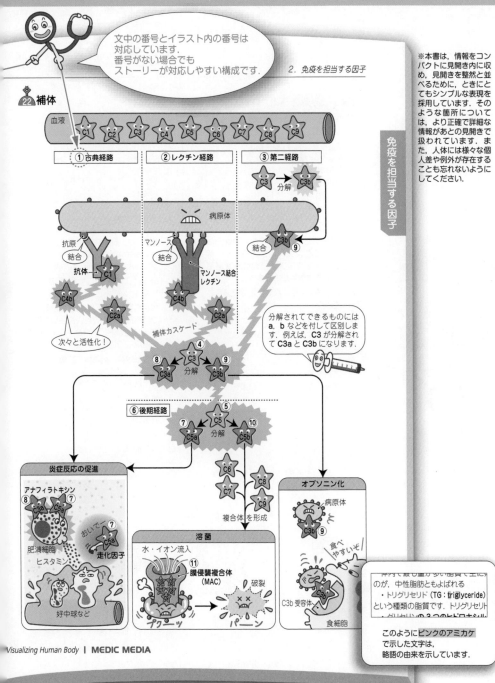

文中の番号とイラスト内の番号は
対応しています.
番号がない場合でも
ストーリーが対応しやすい構成です.

2. 免疫を担当する因子

※本書は, 情報をコンパクトに見開き内に収め, 見開きを整然と並べるために, ときにとてもシンプルな表現を採用しています. そのような箇所については, より正確で詳細な情報があとの見開きで扱われています. また, 人体には様々な個人差や例外が存在することも忘れないようにしてください.

免疫を担当する因子

HOW TO USE 2

各種国試（国家試験）名・
問題番号です
（CBTはガイドライン番号）

イメカラ免疫

国試を読み解こう！
▶ 免疫の全体像に関する問題

柔道整復師国試 17回午前6
　貪食作用があるのはどれか．
1. 好中球
2. 赤血球
3. 血小板
4. リンパ球
5. NK細胞

○1. 好中球には，細菌などを細胞内に
　取りこむ貪食作用があります．ほ
　かに，マクロファージや樹状細胞
　にも貪食作用があります．

×2. 赤血球の主な役割は酸素の運搬です
　🔖28 ．

　3. 血小板の主な役割は止血です 🔖60 ．

　4. リンパ球には貪食する作用はありま
　せん．

×5. NK細胞はリンパ球の一種で，貪食
　作用はありません．ウイルス感染細
　胞を殺傷する作用があります．

以上より正解は1です．

臨床検査技師国試 59回午後79
　抗原提示細胞はどれか．2つ選べ．
1. B細胞
2. 好中球
3. 樹状細胞
4. 肥満細胞
5. キラーT細胞

○1. B細胞は，細胞内に取り込んだ病原
　体の断片（抗原）をヘルパーT細胞に提
　示する機能をもつ抗原提示細胞です．

×2. 好中球には貪食作用がありますが，
　抗原提示は行いません．

○3. 樹状細胞は，強力な抗原提示能をも
　つ抗原提示細胞です．貪食した抗原
　を，ヘルパーT細胞とキラーT細胞
　に提示して活性化させます．

×4. 肥満細胞は，病原体を認識する受容
　体（パターン認識受容体）をもっています
　が，抗原提示はできません．

×5. キラーT細胞は，抗原提示を受ける
　側の細胞です．樹状細胞やウイルス
　感染細胞から抗原提示を受けて，感
　染細胞を排除します．

以上より正解は1と3です．

問題解説では，
本文には書かれていないが，
問題解答に必要な知識に
ついても，きちんと
補足説明しています．

好中球

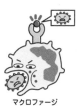

マクロファージ

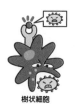

樹状細胞

肥満細胞

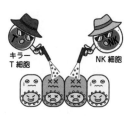

キラー
T細胞

NK細胞

16

イメージするカラダのしくみ

1. 免疫の全体像

免疫の全体像

看護師国試 100回午後26
　免疫担当細胞とその機能の組み合わせで正しいのはどれか.
　a. 好中球—抗原の提示
　b. 肥満細胞—補体の活性化
　c. 形質細胞—抗体の産生
　d. ヘルパーT細胞—貪食

×a. 好中球には貪食作用がありますが, 抗原提示は行いません.

×b. 肥満細胞は, アレルギー反応や寄生虫などの排除に関連する化学物質を分泌します.

○c. 形質細胞は, B細胞から分化した細胞です. 抗体を産生して細胞外に分泌します.

×d. ヘルパーT細胞は, 貪食作用がある樹状細胞からの抗原提示を受けて, 様々な免疫細胞に指示を出す司令塔の役割をもちます.

以上より正解はcです.

医師国試 97回G45
　正常の免疫機能について正しいのはどれか. **2つ選べ.**
　a. 自己寛容は脾臓で獲得される.
　b. サイトカインは免疫応答を抑制する.
　c. B細胞は抗体を産生する.
　d. マクロ
　　　　る.
　e. 免疫の

×a. 免疫細胞
　(自己寛容
　ます.

×b. サイト
　な細胞
　です
　よって,
　らきを
　のもあ

○c. B細胞に
　へと分
　するよ

○d. マクロ
　の断片
　する機

×e. 病原体
　おかげ
　た際に,
　応を起こして排除することができます.

以上より正解はcとdです.

以下の15種類の国試などより掲載されています.

・医師
・看護師
・薬剤師
・歯科医師
・救急救命士
・臨床検査技師
・診療放射線技師
・臨床工学技士
・管理栄養士
・理学療法士（PT）
・作業療法士（OT）
・介護福祉士
・柔道整復師
・はり師きゅう師
・あん摩マッサージ指圧師

・医学CBT（臨床実習開始前全国共用試験）

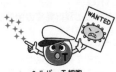

ヘルパーT 細胞

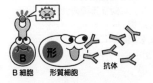

B 細胞　　形質細胞　　抗体

問題と解説の理解を助けるイラストです.

Visualizing Human Body ┃ **MEDIC MEDIA**

17

CONTENTS

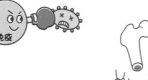
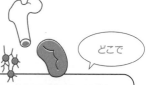

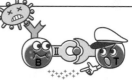

検査値から
疾患をうたがう

疾患をうたがったら
検査して確定診断

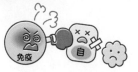

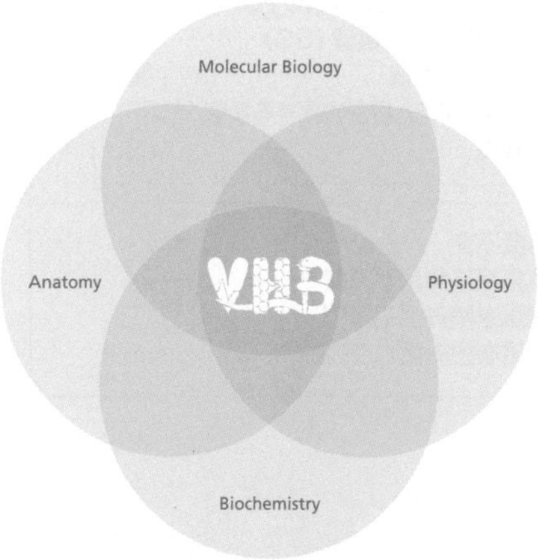

Molecular Biology

Anatomy

VHB

Physiology

Biochemistry

'Visualizing Human Body'

provides

basic anatomical & physiological knowledge

for

all the medical workers and students.

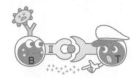
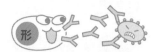

免疫

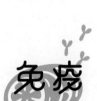

せっかく医学・医療を学ぶのだから，
基礎をきちんとおさえないともったいない！
自習，予習，復習ができる『イメカラシリーズ』を
読んで，見て，イメージを頭にえがいてください．
解剖生理の勉強が好きになります．

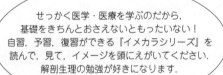
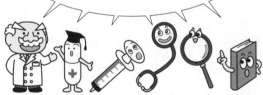

博士　　カプセル　シリンジ　ステート　ルーペ　ブックン

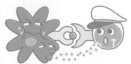
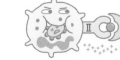
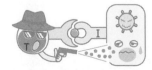

1. 免疫の全体像

　「免疫」という言葉を聞いて何を思い浮かべますか．免疫とは「疫から免れる」，すなわち感染症などから逃れるということを意味する言葉です．

　この免疫システムは，体内に侵入した細菌やウイルスなどの外敵を，自分以外のもの，すなわち自己ではない＝非自己として認識し攻撃することで，生体を感染から守るという大変重要なはたらきをしています．

　まずは，免疫の学習の入り口として，感染症やワクチン，アレルギーなど，私たちにとって身近で，免疫が関わっているものをいくつか見てみましょう．次に，免疫反応を担う細胞たちを役割の違いで分類して紹介します．

　免疫のしくみには自然免疫と獲得免疫という，元々身体に備わっているものと，進化の過程で身につけたものとの2種類があります．

　免疫反応の始まりとして，非自己と免疫細胞が接触するしくみはとても重要です．自然免疫では非自己を大雑把に見分けて攻撃しますが，獲得免疫では，非自己である抗原が身体に侵入したことを，免疫細胞がもつ抗原受容体が一対一の関係で認識します．その際に，抗原を乗せて免疫細胞に伝えるはたらきがあり，自己か非自己かを区別する目印にもなるのがMHC分子です．

　以上のように，排除すべき非自己に対しては的確な免疫反応が起こりますが，自己の成分に対しては免疫反応が起こらない自己寛容という仕組みがあります．このような非自己と自己に対する反応の違いをこの章の最後に一覧にしてまとめました．

　免疫の詳しい説明は2章以降で説明しますので，ここでは全体像を眺めることから始めましょう．

免疫とは
▶ 自己と非自己を見分け，自己を守る

ヒトを含む全ての生物は，生命活動のなかで，様々な他者に出会います．免疫とは，このような状況で身を守るために発達したシステムと考えられています．

自己と非自己
自己とは
- **自分の身体を構成する成分**

のことです．ここでは
- **粘膜**と**皮膚**で囲まれた内側にあるもの**(粘膜,皮膚とその付属器も含む)**

と考えるとわかりやすいでしょう．
自己以外のものは，全て非自己です．

免疫の役割
免疫の役割は
- 自己と非自己を**見分ける**

ことです．ただし，非自己の性質は様々で，自己にとって有害なもの，無害なもの，そして有益なものもあるため，その中で
- **有害な**非自己を**攻撃して排除する**

ことにより自己を守ることが，免疫の基本です．
逆に
- **自己は攻撃しない**

という判断も，免疫系の役目です．

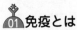 免疫とは

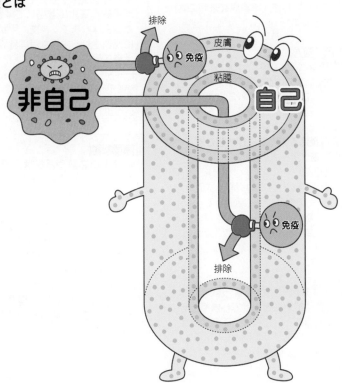

身近な免疫
▶ 免疫反応は様々な形で現れる

免疫が関係する身近な出来事を見てみましょう.

感染症 🔖70〜76〉
感染症とは, 身体にとって
- **有害な非自己である病原体が侵入する**

ことにより, 不具合が生じるものです. 非自己の侵入として最も実感しやすい, 身近な出来事といえます. 侵入した病原体を排除するために, 免疫細胞たちが反応を起こします. これにより, かぜを引くと熱が出たり, けがをした部位が赤く腫れたりするのです.

免疫反応を利用して, 感染症を未然に防ぐこともできます.

ワクチン 🔖78〉
ワクチンとは, 感染を予防したい特定の病原体を弱めたものや, 病原体由来の成分などを含んだ製剤です. これを生体に投与すると, 感染と似た状況がつくり出されて
- **免疫反応を人為的にひき起こす**

ことができます. これが
- 予防接種

で, 免疫細胞たちはこの病原体を速やかに排除できるように準備して待機します (免疫記憶). もし病原体が侵入したとしても, 準備がすでに整っているため, 速やかに排除することができます.

免疫反応は非自己から身を守ると同時に, 自己の正常組織も傷つけてしまうおそれがある諸刃の剣といえます. 不適切な免疫反応が身体に害を及ぼす例として, アレルギーや自己免疫疾患があります.

アレルギー 🔖98〉
身体に無害な非自己に対しては, 通常ならば強い免疫反応は起こりません. アレルギーとは
- **無害な非自己に対して過剰な免疫反応が起こり, 身体に害を及ぼす**

現象です.

アレルギーをひき起こす物質として食物や花粉, ハウスダストなどが代表的です.

自己免疫疾患 🔖110〉
正常の免疫反応は非自己を対象としますが, 自己免疫疾患とは
- **自己の正常組織に対して免疫反応が起こる**

病態の総称です. そのうち多臓器が侵される全身性自己免疫疾患は, 病理学的な変化に着目して「膠原病」ともよばれます. また, 甲状腺疾患に代表されるような臓器特異的自己免疫疾患もあります.

腎臓や心臓などを臓器移植する際に拒絶反応が問題となることがあります. これも免疫反応の一つです.

臓器移植
他人の臓器や組織は非自己であり, やみくもに移植を行うと, 免疫反応の対象となります. これを
- 拒絶反応

といいます. 免疫反応を起こさずに移植を成功させるためには
- **免疫系に「非自己」と認識させないような他人の臓器**

すなわち, 細胞の表面にある識別の目印であるMHC分子 🔖12〉が自己と一致している臓器を選択する必要があります.

02 身近な免疫

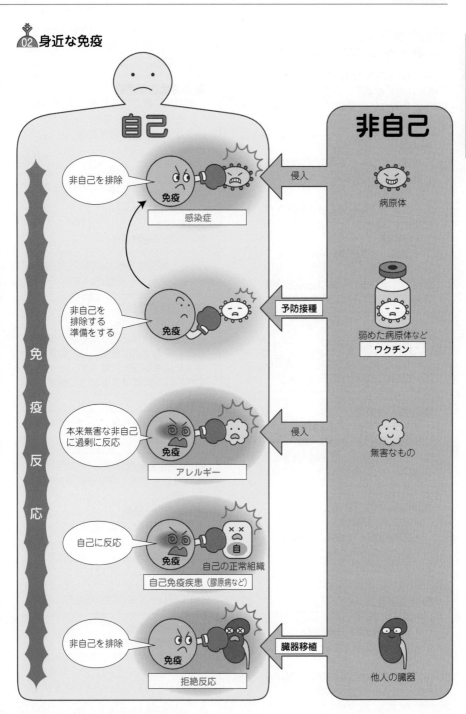

自己　非自己

非自己を排除　免疫　感染症　侵入　病原体

非自己を排除する準備をする　免疫　予防接種　弱めた病原体など　**ワクチン**

本来無害な非自己に過剰に反応　免疫　アレルギー　侵入　無害なもの

自己に反応　免疫　自　自己の正常組織　自己免疫疾患（膠原病など）

非自己を排除　免疫　拒絶反応　臓器移植　他人の臓器

免疫反応

免疫の役割分担
▶ 連携しながら敵を排除する

免疫は様々な免疫細胞たちの活動によって成り立っています．病原体（細菌，ウイルス，真菌など）を敵とした場合の多様な攻撃方法を見てみましょう．

食べる
細菌などの，ある程度大きな物質を細胞内に取り込むことを
- 貪食（食作用）

といいます．貪食能をもつ細胞は食細胞とよばれ
- 好中球
- 単球，マクロファージ
- 樹状細胞

などが含まれます．取り込んだ物質は細胞内で分解されて処理されます．

穴を開けて殺す
- 補体

という蛋白質の一群が相互に連携して，細菌に穴を開けて殺傷します．

感染細胞を殺す
- キラーT細胞（細胞傷害性T細胞）
- NK細胞（ナチュラルキラー細胞）

はウイルスに感染した細胞を攻撃し，細胞を丸ごと処理するリンパ球です．

化学物質を放出する
- 好中球，好酸球
- 肥満細胞（マスト細胞），好塩基球

は，刺激を受けると病原体を排除する化学物質を放出します．

飛び道具をつくる
リンパ球である
- B細胞（形質細胞へと分化する）

が産生する蛋白質である
- 抗体

は，飛び道具として特定の病原体のみにはたらき，これを排除します．

免疫の担い手たちはバラバラにはたらいているのではなく，病原体の情報を伝え合うことで連携しています．

敵の情報を伝える
細胞内に取り込んだ病原体を分解し，その断片（抗原）を他の細胞が認識できるように細胞外に差し出すことを
- 抗原提示

といいます．
- 樹状細胞
- マクロファージ
- B細胞

は抗原提示細胞です．

抗原提示細胞から情報を得て，攻撃の司令塔として活躍する細胞がいます．

攻撃の司令を出す
- ヘルパーT細胞

は病原体の情報を受け取ると，攻撃部隊の細胞をよび寄せたり，刺激を与えたりするリンパ球です．効率的に病原体を排除できるように調節します．

病原体の情報を記憶して，次回の侵入に備える細胞もいます．

敵の情報を記憶する
病原体を認識したB細胞やT細胞の一部は
- メモリー細胞

となって長期間待機します．これを
- 免疫記憶

といい，再度感染したときには速やかに攻撃態勢に入ることができます．

免疫にブレーキをかける細胞もいます．

攻撃を抑制する
- 制御性T細胞

は免疫反応が強くなりすぎないよう調節し，また自己組織に対して免疫反応が起こってしまうのを防ぎます．

03 免疫の役割分担

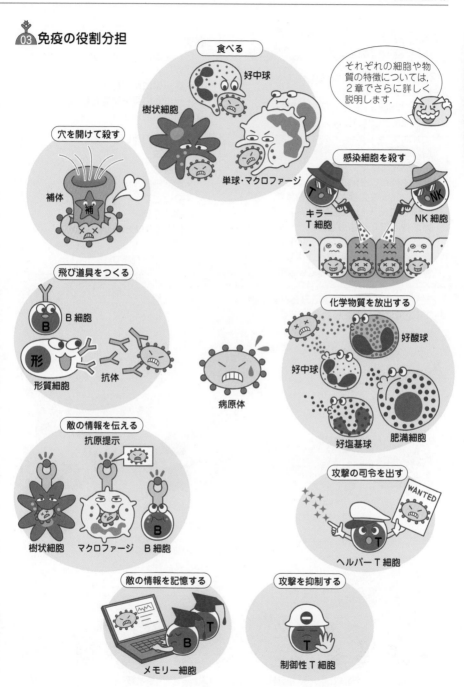

食べる

好中球

樹状細胞

単球・マクロファージ

それぞれの細胞や物質の特徴については，2章でさらに詳しく説明します．

穴を開けて殺す

補体
補

感染細胞を殺す

キラーT細胞　NK細胞

飛び道具をつくる

B細胞
形質細胞　抗体

病原体

化学物質を放出する

好酸球
好中球
好塩基球　肥満細胞

敵の情報を伝える
抗原提示

樹状細胞　マクロファージ　B細胞

攻撃の司令を出す

WANTED

ヘルパーT細胞

敵の情報を記憶する

メモリー細胞

攻撃を抑制する

制御性T細胞

※免疫を担う細胞のうち，血中を流れているものを**白血球**という．

免疫の種類
▶ 備わっている免疫，身につける免疫

免疫のしくみには，大きく分けると2つの種類があります．

病原体が侵入したときに，まずはたらくのは，自然免疫というしくみです．

自然免疫

自然免疫は
- **生まれつき備わっている免疫**

です．先天性免疫ともよばれます．

体内に侵入した病原体に対して，最前線で排除しようとはたらく免疫のしくみです．また，自己の死細胞などを排除して，組織を修復する過程にも自然免疫が関わっています．

自然免疫は，多くの動物にみられる，原始的な免疫機能と考えられています．

特徴

自然免疫は，身体に侵入した病原体に対して
- **真っ先に**反応し
- **大まかに**見分けて攻撃

する特徴があります．

自然免疫の担い手として
- **好中球**
- **好酸球**
- **肥満細胞**
- **マクロファージ**
- **樹状細胞**
- **NK細胞** (ナチュラルキラー細胞)
- **補体**

などが挙げられます．

04 自然免疫

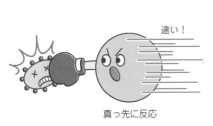

速い！

真っ先に反応

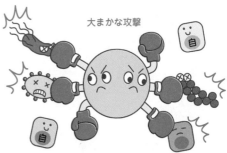

大まかな攻撃

あやしいものは，みんなたたく

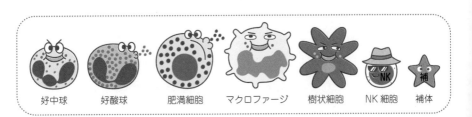

好中球　好酸球　肥満細胞　マクロファージ　樹状細胞　NK細胞　補体

ヒトには，自然免疫だけでなく獲得免疫というしくみもあります．

獲得免疫

獲得免疫は
- **病原体が侵入して**しばらくたって**から効力が得られる免疫**

です．後天性免疫，または適応免疫ともよばれます．

獲得免疫は一部の動物だけがもち，進化の過程で得られた免疫機能と考えられています．

特徴

獲得免疫は，自然免疫と比べて病原体に対応できるまでに時間がかかります．しかし，病原体の種類ごとに免疫細胞が分担して対応するので
- **病原体を**狙い撃ち

できます (特異性)．さらに，この分担には無数のレパートリーがあるため
- **あらゆる病原体に対応**

できます(多様性)．また
- **一度侵入した病原体を記憶し再侵入させない**

ため，一度かかった感染症にかかりにくくなります(免疫記憶)．このしくみを利用したものがワクチンによる予防接種です．

獲得免疫の担い手として
- **B細胞**
- **形質細胞**
- **ヘルパーT細胞**
- **キラーT細胞** (細胞傷害性T細胞)

などが挙げられます．

05 獲得免疫

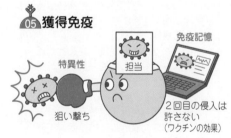

特異性
担当
狙い撃ち
免疫記憶
2回目の侵入は許さない
（ワクチンの効果）

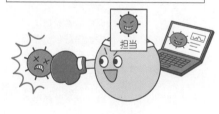

担当

多様性
どんな敵にも対応できる
担当
担当

B細胞

形質細胞　抗体

ヘルパー T 細胞

キラー T 細胞

抗原と抗原受容体
▶ 鍵と鍵穴の関係

外敵を認識する，ということが免疫にはとても重要です．ここでは獲得免疫における精緻な認識方法を説明します．外敵に相当する抗原と，それを受け止める抗原受容体が一対一で反応することによって，外敵が認識されます．

抗原

抗原とは，免疫細胞のうちリンパ球（B細胞·T細胞）がもつ
- **抗原受容体に結合できる物質**

のことです．

抗原が抗原受容体に結合したのち
- **リンパ球の活性化や抗体の量産により抗原を排除する反応**
  （免疫応答）

を誘導することができる場合は
- **完全抗原**

といいます．ある程度以上の分子量がある蛋白質などが完全抗原となり得ます．

一方，単独では免疫応答を起こすことはないが，他の蛋白質などを担体（キャリア）として結合させると免疫応答を起こす物質もあり，これを
- **不完全抗原**（ハプテン）

といいます．例えば，分子量が小さい薬剤などの化学物質がハプテンとなる場合があります．

抗原を生物学的に分類すると，非自己のうち異なる種の生物（細菌·ウイルス·真菌など）由来の物質は
- **異種抗原**

といい，同じ種（ヒト）由来の物質を
- **同種抗原**

といいます．また，自己の成分も抗原になることがあり，これを
- **自己抗原**

といいます．

抗原受容体

B細胞とT細胞の表面には
- **抗原受容体**

があります．B細胞では抗体（B細胞受容体）が相当し，蛋白質，糖，脂質，核酸，人工的な化学物質など，あらゆる分子を抗原として認識できます．一方，T細胞受容体が認識できるのは蛋白質の断片のみで，MHC分子 12 による提示が必要です．

抗原と抗原受容体の関係は，例えるなら鍵と鍵穴のようなものです．抗原受容体は特定の抗原としか結合せず，他の抗原とは結合しません．これを
- **特異性**

といいます（抗体が抗原と特異的に結合することを抗原抗体反応 40 という）．

抗原受容体の構造（アミノ酸配列）は，遺伝子再構成 30 によって膨大なレパートリーが用意され，あらゆる抗原に対応できます．これを
- **多様性**

といいます．抗原が侵入すると，このレパートリーの中で，抗原に結合できる受容体をもつリンパ球のみが活性化·増殖します．このようにして生じた同じ抗原特異性をもつリンパ球集団は，侵入した抗原を集中的に排除できます．

レパートリーはランダムにつくられるため，自己抗原と結合する受容体もつくられてしまうことがあります．しかし，このような受容体をもつリンパ球は取り除かれたり不活性化されたりするため，自己に対して免疫反応は起こりません．これを
- **自己寛容** 14
といいます．

06 抗原と抗原受容体

> *抗原分子の中で，抗体（B 細胞受容体）または T 細胞受容体によって認識される特定の領域を**エピトープ（抗原決定基）**という．通常，大きな抗原分子には複数のエピトープが含まれていて，それぞれに対して異なる抗体や T 細胞受容体が結合する．

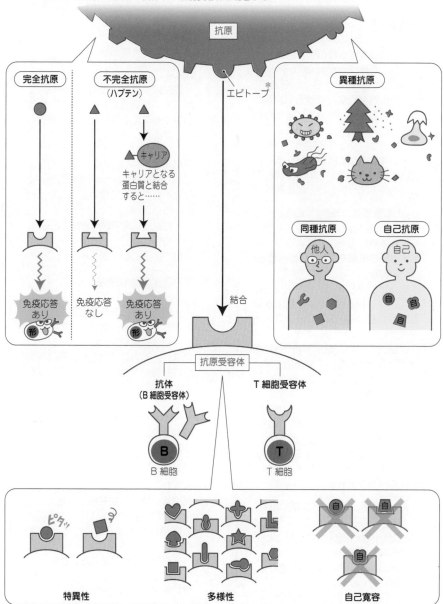

MHC分子
▶ 抗原の情報をT細胞に知らせる名札

T細胞が外敵を認識するために重要な
MHC分子を紹介します.

MHC分子
MHC分子とは
- **主要組織適合遺伝子複合体**

(MHC:major histocompatibility complex)

という遺伝子領域からつくられて,
全身の細胞表面に発現する蛋白質で
す. その名称は, 移植片に対する拒
絶反応と深い関わりがあることから
きています. なぜならMHC分子は
- **個体によって構造が異なる**

という特徴があるからです. 自己を
示す名札のようなものといえます.

MHC分子は, 細胞内で抗原を分
子上の溝にはさむように乗せた後に
細胞外に差し出すことにより
- **抗原の情報をT細胞に知らせる**

(抗原提示)

はたらきがあります. B細胞受容体
と異なり, T細胞受容体が抗原を認
識するためには, MHC分子による
提示が必要なのです. さらに, T細
胞は自己のMHC分子でないと反応
せず, 他個体のものには反応しませ
ん. このようなT細胞の性質を
- **MHC拘束性**

といいます (ただし, 数%のT細胞は他個体の
MHCに反応する性質をもつとされ, これらが移植
片に対する拒絶反応を起こす 📖14〉). MHC
分子が乗せることができるのは, 蛋
白質を十数個のアミノ酸まで分解し
た抗原ペプチドです.

ヒトの場合, MHCは6番染色体上
に存在し, そこからつくられる
MHC分子は白血球上の抗原として
発見された経緯から
- **HLA** (human leukocyte antigen)

とよばれています.

MHC分子は, 結合する抗原の性質から
クラスⅠとクラスⅡに分けられます.

MHCクラスⅠ分子
MHCクラスⅠ分子は
- **細胞内の蛋白質からつくられた
抗原**

と結合するため
- **全ての有核細胞**

の表面に存在しています.

通常は, 自己の蛋白質を分解した
ペプチドが結合していますが, 細胞
がウイルスに感染したり, 腫瘍化し
たりすると, ウイルスや腫瘍の蛋白
質もつくられて, その分解産物も結
合します. すると, 自己の細胞であっ
てもT細胞(CD8陽性キラーT細胞 📖36〉)に
外敵とみなされて排除されます. 以
上から, MHCクラスⅠ分子は
- **細胞内に異常が起きたことを
知らせる**

役割があるといえます.

MHCクラスⅡ分子
MHCクラスⅡ分子は
- **細胞外から取り込んだ抗原**

と結合するため, 貪食作用のある
- **樹状細胞やマクロファージ**

のほか, 受容体に結合した抗原を取
り込む機能をもつ
- **B細胞**

などにのみ存在します. このように
外来性の抗原を提示する機能をもつ
細胞は抗原提示細胞とよばれます.

通常は, 貪食した自己の死細胞な
どを分解したペプチドが結合してい
ますが, 病原体を取り込むと, その
病原体由来の蛋白質も分解されて結
合し, T細胞(CD4陽性ヘルパーT細胞 📖36〉)
に認識されます. 以上から, MHC
クラスⅡ分子は
- **病原体を取り込んだことを
知らせる**

役割があるといえます.

07 MHC分子

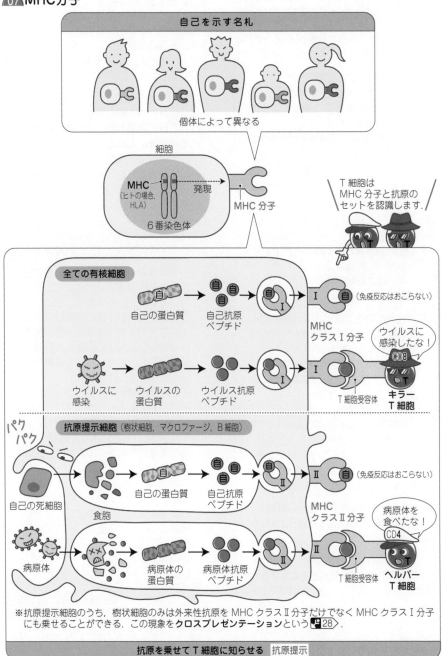

自己を示す名札

個体によって異なる

細胞

MHC（ヒトの場合，HLA） ---- 発現 → MHC分子

6番染色体

T細胞はMHC分子と抗原のセットを認識します．

全ての有核細胞

自己の蛋白質 → 自己抗原ペプチド → I → I 自 （免疫反応はおこらない）

MHCクラスI分子

ウイルスに感染 → ウイルスの蛋白質 → ウイルス抗原ペプチド → I → I

ウイルスに感染したな！ CD8 T細胞受容体 **キラーT細胞**

抗原提示細胞（樹状細胞，マクロファージ，B細胞）

パクパク

自己の死細胞 → 食胞 → 自己の蛋白質 → 自己抗原ペプチド → II → II 自 （免疫反応はおこらない）

MHCクラスII分子

病原体 → 病原体の蛋白質 → 病原体抗原ペプチド → II → II

病原体を食べたな！ CD4 T細胞受容体 **ヘルパーT細胞**

※抗原提示細胞のうち，樹状細胞のみは外来性抗原をMHCクラスII分子だけでなくMHCクラスI分子にも乗せることができる．この現象を**クロスプレゼンテーション**という 📖28＞．

抗原を乗せてT細胞に知らせる 抗原提示

非自己と自己に対する反応の違い
▶ 敵に厳しく，自分には寛容に

　非自己と自己を見分ける様々な方法を免疫細胞ごとにまとめておきましょう．

非自己に対する反応
　食細胞や肥満細胞(マスト細胞)は
①**病原体に共通する特徴的な構造**
(病原体関連分子パターン)
(PAMPs：pathogen-associated molecular patterns)
を認識できる
②**パターン認識受容体**
(PRRs：pattern recognition receptors)
をもっています(自己の死細胞などがつくる傷害関連分子パターンという分子も認識する)．

　B細胞は
③**病原体などの構造の一部(抗原)**
を特異的に認識する
④**抗体(B細胞受容体)**
を産生します．

　病原体のうちウイルスは細胞内に侵入するため，免疫細胞の受容体は直接結合することはできませんが
⑤**ウイルスに感染した細胞は**
　MHCクラスⅠ分子上に抗原を提示する
ため，キラーT細胞は
⑥**T細胞受容体**
で特異的に結合します．しかし，キラーT細胞の認識から逃れるために
⑦**MHCクラスⅠ分子が消失する**
ことがあります．消失したという異常を認識できるのがNK細胞です．

　キラーT細胞は，移植片の細胞の
⑧**MHCクラスⅠ分子が自己と異なる**
ことをT細胞受容体で認識します．

　樹状細胞などの抗原提示細胞は
⑨**病原体や感染死細胞を貪食すると**
MHC(クラスⅠ，Ⅱ)分子上に抗原を提示
し，さらにT細胞の活性化に必要な
⑩**共刺激分子を発現**
します．ヘルパー/キラーT細胞はT細胞受容体で抗原を認識します．

自己に対する反応
　自己の細胞や組織に対する免疫反応は起きません．これを
・**自己寛容**
といいます．どのようなしくみによって成り立っているのでしょうか．

　B細胞とT細胞は，骨髄や胸腺で分化途中の未熟な段階で
⑪**自己抗原と反応する細胞は除去**
されます．これを
・**負の選択** 📖30> 📖34>．
といいます．しかし，完全には除去されず，自己反応性細胞の一部は末梢へと出てきてしまいますが，T細胞においては，以下のようなしくみで，異常に活性化しないように制御されています．

　病原体刺激を受けていない樹状細胞は未熟な状態で，自己の成分を取り込んで提示しています．自己反応性T細胞は，この樹状細胞から自己抗原の提示を受けますが，樹状細胞はT細胞の活性化に必要な共刺激分子を発現しません．共刺激を受けなかった自己反応性T細胞は
⑫**無反応(アナジー)**
となり機能しない状態になります．また，自己反応性T細胞は
⑬**制御性T細胞によって抑制**
されます．制御性T細胞が樹状細胞上の共刺激分子を抑制したり，T細胞を活性化するサイトカイン(IL-2 📖44>)を消費したりすることなどによると考えられています．以上の結果として，B細胞とT細胞は非自己に反応するものしか発動しないようになっているのです．

　しかし，先天的な遺伝子異常や，感染，外傷，薬剤などの何らかの刺激により自己寛容が破綻すると，自己免疫疾患 📖110>を引き起こすことがあります．

08 非自己と自己に対する反応の違い

非自己に対する反応

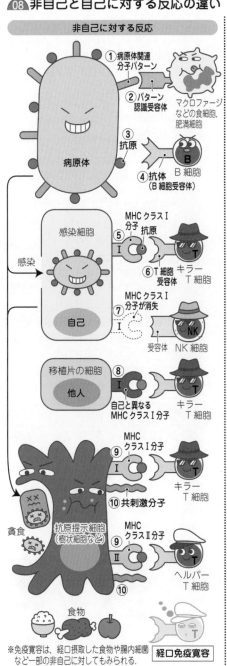

① 病原体関連分子パターン
② パターン認識受容体
マクロファージなどの食細胞，肥満細胞
病原体
③ 抗原
④ 抗体（B細胞受容体）
B細胞

感染

感染細胞
MHCクラスI分子 抗原
⑤ I
⑥ T細胞受容体 キラーT細胞
自己
MHCクラスI分子が消失
⑦ I
受容体 NK細胞

移植片の細胞
他人
⑧ I
自己と異なるMHCクラスI分子 キラーT細胞

⑨ MHCクラスI分子
I
キラーT細胞
⑩ 共刺激分子
抗原提示細胞（樹状細胞など）
貪食
⑨ MHCクラスII分子
II
ヘルパーT細胞
⑩

食物
※免疫寛容は，経口摂取した食物や腸内細菌など一部の非自己に対してもみられる.
経口免疫寛容

自己に対する反応

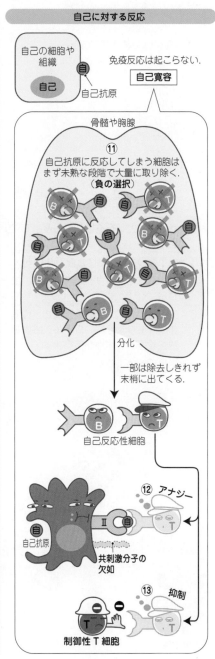

自己の細胞や組織
自己
免疫反応は起こらない.
自己寛容
自己抗原

骨髄や胸腺
⑪ 自己抗原に反応してしまう細胞はまず未熟な段階で大量に取り除く.（負の選択）

分化
一部は除去しきれず末梢に出てくる.

自己反応性細胞

⑫ アナジー
II 自己
自己抗原 共刺激分子の欠如

⑬ 抑制
制御性T細胞

国試を読み解こう！
▶ 免疫の全体像に関する問題

柔道整復師国試 17回午前6
　貪食作用があるのはどれか.
1. 好中球
2. 赤血球
3. 血小板
4. リンパ球
5. NK細胞

臨床検査技師国試 59回午後79
　抗原提示細胞はどれか. **2つ選べ.**
1. B細胞
2. 好中球
3. 樹状細胞
4. 肥満細胞
5. キラーT細胞

○1. 好中球には，細菌などを細胞内に取りこむ貪食作用があります. ほかに，マクロファージや樹状細胞にも貪食作用があります.

×2. 赤血球の主な役割は酸素の運搬です 🔾28.

×3. 血小板の主な役割は止血です 🔾60.

×4. リンパ球には貪食する作用はありません.

×5. NK細胞はリンパ球の一種で，貪食作用はありません. ウイルス感染細胞を殺傷する作用があります.

以上より正解は1です.

○1. B細胞は，細胞内に取り込んだ病原体の断片 (抗原) をヘルパーT細胞に提示する機能をもつ抗原提示細胞です.

×2. 好中球には貪食作用がありますが，抗原提示は行いません.

○3. 樹状細胞は，強力な抗原提示能をもつ抗原提示細胞です. 貪食した抗原を，ヘルパーT細胞とキラーT細胞に提示して活性化させます.

×4. 肥満細胞は，病原体を認識する受容体 (パターン認識受容体) をもっていますが，抗原提示はできません.

×5. キラーT細胞は，抗原提示を受ける側の細胞です. 樹状細胞やウイルス感染細胞から抗原提示を受けて，感染細胞を排除します.

以上より正解は1と3です.

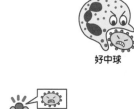

好中球

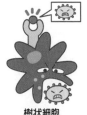

樹状細胞

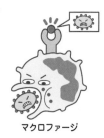

マクロファージ

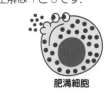

肥満細胞

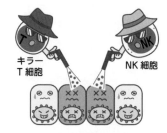

キラーT細胞　　NK細胞

免疫の全体像

看護師国試 100回午後26

　免疫担当細胞とその機能の組み合わせで正しいのはどれか.
　a. 好中球―抗原の提示
　b. 肥満細胞―補体の活性化
　c. 形質細胞―抗体の産生
　d. ヘルパーT細胞―貪食

× a. 好中球には貪食作用がありますが, 抗原提示は行いません.

× b. 肥満細胞は, アレルギー反応や寄生虫などの排除に関連する化学物質を分泌します.

◯ c. 形質細胞は, B細胞から分化した細胞です. 抗体を産生して細胞外に分泌します.

× d. ヘルパーT細胞は, 貪食作用がある樹状細胞からの抗原提示を受けて, 様々な免疫細胞に指示を出す司令塔の役割をもちます.

　以上より正解は c です.

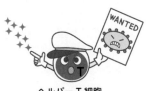

ヘルパー T 細胞

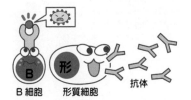

B 細胞　　形質細胞　　抗体

医師国試 97回G45

　正常の免疫機能について正しいのはどれか. **2つ選べ.**
　a. 自己寛容は脾臓で獲得される.
　b. サイトカインは免疫応答を抑制する.
　c. B細胞は抗体を産生する.
　d. マクロファージは抗原を提示する.
　e. 免疫の記憶は保持されない.

× a. 免疫細胞が自己を攻撃しないしくみ (自己寛容)は, 骨髄や胸腺で獲得されます.

× b. サイトカインは,免疫細胞を含む様々な細胞から分泌される情報伝達物質です . サイトカインの種類によって, 免疫応答を活性化するはたらきをもつものや, 逆に抑制するものもあります.

◯ c. B細胞は, 抗体を産生し, 形質細胞へと分化すると抗体を細胞外に分泌するようになります.

◯ d. マクロファージは, 貪食した病原体の断片 (抗原) をヘルパーT細胞に提示する機能をもつ抗原提示細胞です.

× e. 病原体の情報を記憶する免疫記憶のおかげで, 同じ病原体が再度侵入した際に, 初回より素早く強く免疫反応を起こして排除することができます.

　以上より正解は c と d です.

２．免疫を担当する因子

INTRO

　この章では，実際に免疫を担っている各構成因子を一つずつ見ていきます．外敵からの生体防御の役割や，個々の特性を大別すると，免疫を担う構成因子は，免疫細胞と免疫反応を媒介する分子の2つに分類されます．

　免疫細胞から見ていくと，細胞内に顆粒が目立つ好中球，好酸球そして好塩基球があり，これらは顆粒球とよばれます．

　肥満細胞はアレルギー反応などに関わっています．

　病原体や異物を貪食する食細胞には，好中球，単球，マクロファージ，樹状細胞があります．

　核が細胞質に対して大きいことが特徴のリンパ球には，抗体産生を行う形質細胞へと分化するB細胞，樹状細胞などの抗原提示細胞から情報を受け取り，B細胞に抗体産生の刺激を与えるヘルパーT細胞，ウイルス感染細胞などを直接，特異的に殺すキラーT細胞，免疫全体が過剰にはたらかないよう調節を行っている制御性T細胞，ウイルス感染細胞などを素早く非特異的に攻撃する，自然免疫系に属するNK細胞があります．

　なお，血液を遠心分離すると血球成分と血漿成分に分離しますが，その境界部に白い層として見える部分には，顆粒球，単球，リンパ球が含まれており，まとめて白血球とよびます．今まで述べた免疫細胞の多くは，造血幹細胞から分化します．

　免疫反応を媒介する分子には，形質細胞から産生されて抗原を排除する抗体，抗体や白血球を補助することで免疫反応を促進する補体，白血球などから放出されて細胞間の情報伝達を担うサイトカインがあります．

　いろいろな構成因子の名称や役割が登場します．まずはそれぞれがどのグループに属しているかについて整理しておきましょう．ほかのページで関連する内容があった際は，その都度，ここに戻って確認すると知識が定着するはずです．

免疫の担い手たち
▶ 分類を整理しよう

09 免疫の担い手たち

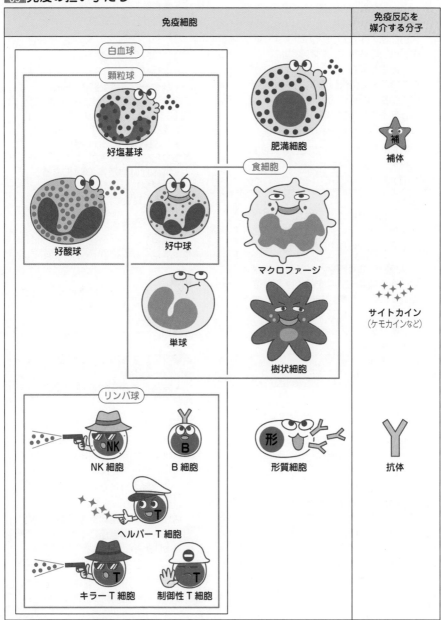

免疫細胞		免疫反応を媒介する分子

白血球

顆粒球

好塩基球

肥満細胞

補体

食細胞

好酸球

好中球

マクロファージ

単球

サイトカイン（ケモカインなど）

樹状細胞

リンパ球

NK 細胞

B 細胞

形質細胞

抗体

ヘルパー T 細胞

キラー T 細胞

制御性 T 細胞

好中球
▶ 感染部位に駆けつけ，食べて殺す

好中球は白血球の一種で，顆粒球のグループに属します．

特徴
白血球の半数以上を占めます．好中球という呼称は，細胞質内に
• **好中性顆粒**
をもつことに由来します．核の形は，いくつかの葉のような形に分かれているもの(分葉核好中球)や，棒状に曲がっているもの(桿状核好中球)があります．

好中球は病原体が体内に侵入(感染)した際に速やかにはたらく，自然免疫〈68〉の担い手です．

遊走
好中球は骨髄で産生され，多くが骨髄内や血管壁に待機しており，血流に乗っているのはほんの一部です．

感染時には骨髄などから好中球が動員されます．血中を経て感染部位の近くにたどり着いた好中球は，血管壁に接着し，血管壁の隙間をくぐり抜けて組織中に出ます．これを
• **(血管外)遊出**
といいます．

遊出した好中球は，感染部位へ向かいます．これを
• **遊走**
といいます．
遊走の際，好中球は特定の物質を感知し，その濃度勾配に従って移動します．これを
• **走化性**(化学走性)
といいます．特定の物質とは，感染部位の細胞が産生する物質(ケモカインなど)や病原体の成分，活性化した補体などです．これらの，好中球をよび寄せる作用のある物質をまとめて
• **走化因子**
といいます．

感染部位にたどり着いた好中球は，ひたすら病原体を食べて殺します．

貪食
好中球は大きなものも取り込める
• **貪食能**
をもちます．主な対象は
• **細菌や真菌**
などの病原体です．

好中球は
• **パターン認識受容体**(PRRs)
で病原体を認識するとサイトカイン〈44〉を放出して周囲の細胞を活性化し炎症反応を起こします．このほか
• **Fc受容体，C3b受容体**
をもつため，病原体が
• **抗体**(IgG)**や補体**(C3b)**によるオプソニン化**〈40〉
を受けると貪食の効率が上がります．

捉えた病原体を細胞膜で包み込み
• **食胞**
を形成して，細胞内に取り込みます．

殺菌
病原体をとらえた好中球は，酸素を大量に取り込み，細胞内で
• **活性酸素**
を盛んに産生するようになります．

これに加え，細胞内小器官であるリソソームの中に
• **殺菌物質**(酵素や抗菌ペプチドなど)
を蓄えています．

細胞質では
• **食胞にリソソームが融合**
し，リソソーム中の殺菌物質が食胞内に流入します．ここに活性酸素の作用も加わることで，病原体が分解されます．

活性酸素や殺菌物質を細胞外に放出して病原体と戦うこともあり，この場合は正常組織の破壊も生じます．

好中球は短命で，貪食・殺菌後すぐに自らも死んでしまいます．傷口などでみられる膿の主成分は，好中球の死骸です．

10 好中球

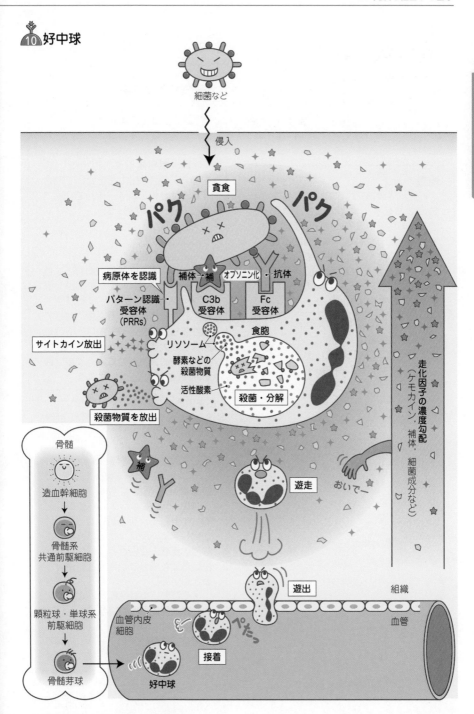

好酸球
▶ 寄生虫の駆除やアレルギーに関与

好酸球は白血球の一種で，好中球と同じく顆粒球のグループに属します．しかし顆粒の成分は好中球とは異なります．また，好中球に比べると，活躍する場面は寄生虫に対する免疫応答やアレルギー反応など限定的です．

特徴

好酸球は骨髄で生まれ，成熟したものは骨髄や末梢血のほか，消化管などの粘膜組織中に存在します．末梢血白血球には0.5〜10％ほどしか含まれませんが，寄生虫感染症やアレルギー疾患などで増加するため，しばしばこれらの疾患の診断の手がかりとなります．

好酸球という呼称は，細胞質内に
• **好酸性顆粒**
を数多くもつことに由来します．
2つに分葉した核が特徴的です．

寄生虫の体内への侵入 (感染) 時に，好酸球は感染部位へ遊走します．遊出や遊走のしくみは好中球と同様です [20]．

好酸球のはたらき

寄生虫感染の際，体内ではIgE抗体 [40] が盛んに産生されます．好酸球はIgEの定常領域 (Fcε 部分) と結合する
• **Fcε 受容体**
をもち，寄生虫とIgEを介して結合すると活性化します．そして細胞内顆粒の成分を細胞外に
• **脱顆粒**
することにより
• **寄生虫の駆除**
に寄与します．好酸球の顆粒には塩基性蛋白 (MBP : major basic protein) や好酸球ペルオキシダーゼなどが含まれ，これらの成分は寄生虫に対して毒性をもちます．寄生虫はヒトの細胞よりも大きく貪食することは困難であるため，脱顆粒による攻撃は最も効果的な戦い方といえます．

寄生虫感染が少なくなった現代では，好酸球とアレルギー性疾患の関係が注目されています．

アレルギーへの関与

アレルゲンの体内への侵入時，好酸球は肥満細胞やヘルパーT細胞 (Th2細胞) が産生するケモカインなどのサイトカインを感知して遊走，活性化します．特に，IL-5が重要とされています．このとき，好酸球が放出した顆粒成分が正常組織を傷害する作用もあり
• **Ⅰ型アレルギー [102] の**
  遅発型反応への関与
が指摘されています．
気管支喘息やアトピー性皮膚炎では，末梢血や組織中で好酸球の増加がみられます．

---

11 好酸球

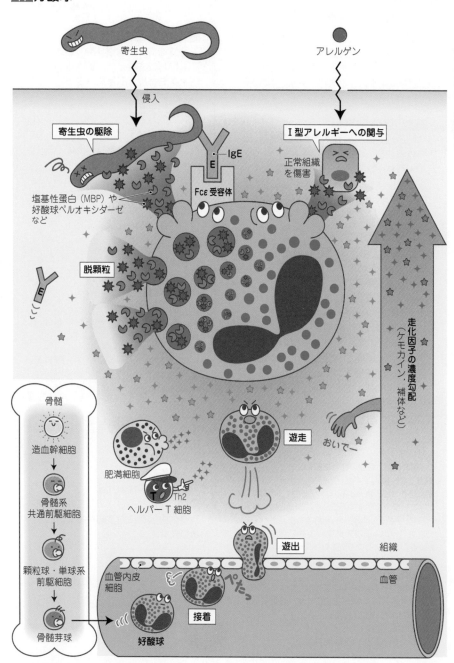

肥満細胞
▶ 自然免疫やアレルギーに関与

肥満細胞はマスト細胞ともよばれます．皮膚，粘膜，結合組織に存在し，外敵の侵入にいち早く反応します．なお名称は細胞の形に由来するものであり，肥満とは関係ありません．

細胞表面の受容体
肥満細胞は，病原体に共通の構造を認識する
- **パターン認識受容体**(PRRs) 70
をもち，体内に侵入した病原体に即座に反応します．このため自然免疫 68 において重要な役割を果たすと考えられています．

ほかに，IgE抗体 40 の定常領域(Fcε部分)と結合する
- **Fcε受容体**
をもち，これを介した
- **Ⅰ型アレルギー** 102 の
  即時型反応への関与
がよく知られています．アレルゲンが2つ以上のIgEに結合してFcε受容体同士が架橋されると，あとに述べる化学物質の放出を起こすシグナルが発生します．

好塩基球

好塩基球は
- 肥満細胞と共通の特徴**を多くもつ**
細胞です．例えば，IgE抗体と結合するFcε受容体をもつことや，ヒスタミンなどのケミカルメディエーターを産生することが共通点として挙げられ，Ⅰ型アレルギーへの関与も指摘されています．一方，正常組織中には存在せず，炎症が生じた際に血中から動員される点や，寿命が数日間と短い(肥満細胞の寿命は数週間から数か月)など相違点もあります．

好塩基球は白血球の中では最も少なく(2%未満)，顆粒球のグループに属します．好塩基球という呼称は，細胞質内に
- 好塩基性顆粒
を豊富にもつことに由来します．

肥満細胞は刺激を受けると，様々な物質を放出して，ほかの白血球を集めます．

肥満細胞のはたらき
肥満細胞は，病原体やアレルゲンにより刺激されると，活性化して
- **ケミカルメディエーター**
  (化学伝達物質)
を放出します．

ケミカルメディエーターには，いくつかの物質が含まれ，そのうちの
- **ヒスタミン**
は，あらかじめ細胞内顆粒に蓄えられていて，脱顆粒によってすぐに放出されます．C3aやC5aなどの補体(アナフィラトキシン)によって促進されます．

ほかに
- **プロスタグランジン**
- **ロイコトリエン**
- **血小板活性化因子**
は，刺激を受けてから新たに合成されて放出されます．

ケミカルメディエーター以外にも，TNFやインターロイキンなどの
- **サイトカイン**
も分泌します．

肥満細胞が産生するこれらの物質には
- **白血球の動員**
- **血管拡張**
- **血管透過性の亢進**
などの作用があり，アレルギー反応や寄生虫などに対する免疫応答に関わります．

12 肥満細胞

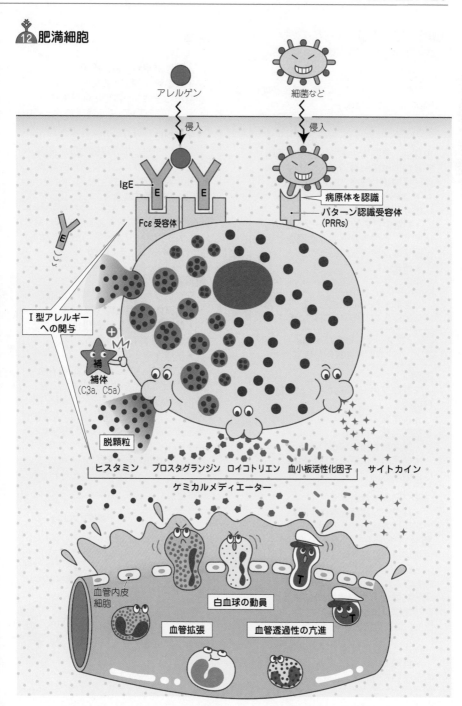

アレルゲン

細菌など

侵入

侵入

IgE

Fcε 受容体

病原体を認識
パターン認識受容体
（PRRs）

I型アレルギー
への関与

補
補体
（C3a, C5a）

脱顆粒

ヒスタミン　プロスタグランジン　ロイコトリエン　血小板活性化因子　サイトカイン

ケミカルメディエーター

血管内皮
細胞

白血球の動員

血管拡張

血管透過性の亢進

単球・マクロファージ
▶ 大型で大食い，寿命の長い食細胞

マクロファージとは「大型の食細胞」という意味です．好中球と同様，感染初期に感染部位に駆けつけます．

マクロファージへの分化・遊走
マクロファージの前駆細胞である単球は，骨髄で生まれ，血中を循環する白血球の一種です．感染時，単球は好中球と同様に血管壁に接着し
• (血管外)遊出
します．そして
• 組織中でマクロファージへと分化
します．その後は好中球と同様に走化因子の濃度勾配に従って
• 遊走
します．

一部は組織中に常駐していて，病原体の侵入をいち早く感知します．

マクロファージは貪食作用により，自然免疫の中心的な役割を果たします．

貪食
マクロファージは大きなものも取り込める
• 貪食能
をもちます．貪食する対象は
• 微生物や異物などの非自己
• 自己の老化細胞や壊死組織
など幅が広いです．

マクロファージは
• パターン認識受容体(PRRs)
で病原体を認識するとサイトカイン 44 を放出して，周囲の細胞を活性化し炎症反応を起こします．また
• Fc受容体，C3b受容体
をもつため，病原体が
• 抗体(IgG)や補体(C3b)による
オプソニン化 40
を受けると貪食の効率が上がります．

捉えた病原体を細胞膜で包み込み
• 食胞
を形成して，細胞内に取り込みます．

殺菌
病原体を捉えたマクロファージは
• 活性酸素や一酸化窒素(NO)
• 殺菌物質(酵素や抗菌ペプチドなど)
を盛んに産生するようになります．

細胞質では
• 食胞にリソソームが融合
し，リソソーム中の殺菌物質が食胞内に流入します．ここに活性酸素や一酸化窒素の作用も加わることで，病原体が分解されます．

貪食・殺菌で使命を終える好中球と異なり，マクロファージは分解した病原体を，さらにほかの細胞に示します．

抗原提示
マクロファージは，細胞内で加工した病原体の断片(抗原ペプチド)を
• MHCクラスⅡ分子 12
に乗せてT細胞に提示する
• 抗原提示
を行います．MHCクラスⅡ分子はCD4と反応するため，抗原提示できる相手はCD4陽性であるヘルパーT細胞です．提示された抗原をT細胞受容体で認識したヘルパーT細胞は，相手のマクロファージの殺菌作用を増強します(細胞性免疫 74).

組織マクロファージ
胎生期から組織中に存在するマクロファージ(組織マクロファージ)として，肺胞マクロファージ 48 ，肝臓のクッパー細胞 66 などが知られています．これらは単球の段階を経ずに組織中で増殖します．

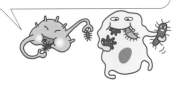

🎋13 単球・マクロファージ

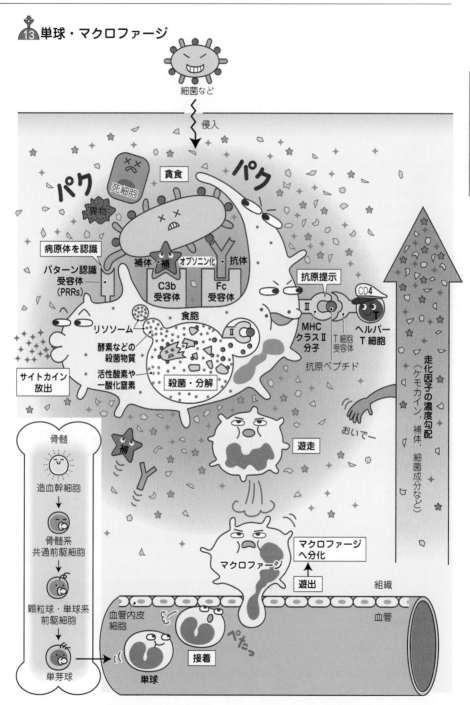

細菌など

侵入

パク パク

貪食

死細胞

異物

病原体を認識

パターン認識
受容体
（PRRs）

補体・補

C3b
受容体

オプソニン化・抗体

Fc
受容体

抗原提示

CD4
T

Ⅱ

MHC
クラスⅡ
分子

T細胞
受容体

ヘルパー
T細胞

リソソーム

食胞

Ⅱ

酵素などの
殺菌物質

活性酸素や
一酸化窒素

殺菌・分解

サイトカイン
放出

抗原ペプチド

補

Y

遊走

おいでー

走化因子の濃度勾配
（ケモカイン・補体・細菌成分など）

骨髄

造血幹細胞

骨髄系
共通前駆細胞

顆粒球・単球系
前駆細胞

単芽球

マクロファージ

マクロファージ
へ分化

遊出

組織

血管

血管内皮
細胞

接着

ぺたっ

単球

樹状細胞
▶ 抗原提示により獲得免疫を始動

樹状細胞は，木の枝のような突起を多数伸ばした細胞です．骨髄で産生され，全身の組織中へ分布します（表皮内に存在するものはランゲルハンス細胞とよばれる）．貪食能と抗原提示能をもち，自然免疫と獲得免疫の橋渡しをします 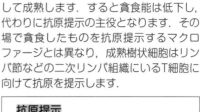74〉．

> ### 貪食
> 未熟な樹状細胞は，大きなものも取り込める
> ・**貪食能**
> をもちます．貪食する対象は
> ・**微生物や異物などの非自己**
> ・**自己の老化細胞や壊死組織**
> など幅が広いです．
>
> 樹状細胞は
> ・**パターン認識受容体 (PRRs)**
> で病原体を認識するとサイトカイン 44〉を放出して，周囲の細胞を活性化し炎症反応を起こします．また
> ・**Fc受容体，C3b受容体**
> をもつため，病原体が
> ・**抗体 (IgG) や補体 (C3b) による**
> **オプソニン化** 40〉
> を受けると貪食の効率が上がります．
>
> 捉えた病原体を細胞膜で包み込み
> ・**食胞**
> を形成して，細胞内に取り込みます．細胞質では
> ・**食胞にリソソームが融合**
> することで，リソソーム内の成分が病原体を分解します．

> #### 樹状細胞の種類
> 抗原提示を行う通常型の樹状細胞のほかに
> ・**形質細胞様樹状細胞**
> があります．不活性時は形質細胞のような形で，活性化すると突起を伸ばします．
> ・**ウイルスを感知して**
> ・**IFN-α** 72〉 **を産生する**
> という特徴があります.
>
> IFN-α

病原体を取り込むと，樹状細胞は活性化して成熟します．すると貪食能は低下し，代わりに抗原提示の主役となります．その場で貪食したものを抗原提示するマクロファージとは異なり，成熟樹状細胞はリンパ節などの二次リンパ組織にいるT細胞に向けて抗原を提示します．

> ### 抗原提示
> 病原体を貪食して活性化し成熟した樹状細胞は，リンパ節で産生される物質 (ケモカイン) を感知して
> ①**リンパ節** 56〉**へ移動**
> します．
>
> リンパ節にたどり着くと，病原体の断片 (抗原ペプチド) を
> ②**MHCクラスⅡ分子** 12〉
> に乗せてT細胞に提示する
> ・**抗原提示**
> を行います．樹状細胞は断片をさらに
> ③**MHCクラスⅠ分子**
> にも乗せて提示することができます (クロスプレゼンテーション)．ヘルパーT細胞はMHCクラスⅡ分子と反応するCD4を，キラーT細胞はMHCクラスⅠ分子と反応するCD8をそれぞれもっており，提示された抗原をT細胞受容体により認識します．以上から，樹状細胞は
> ・**ヘルパーT細胞とキラーT細胞の**
> **両方に向けて抗原提示できる**
> という特徴をもちます．
>
> 樹状細胞は抗原提示に加えて
> ④**共刺激分子**
> を用いたり，サイトカインを放出してT細胞を刺激します．病原体抗原を取り込んだ樹状細胞では，細胞表面の共刺激分子およびMHC分子の数が増加し，T細胞を刺激する能力が高まります．一方，自己抗原を取り込んだ樹状細胞は共刺激分子を発現しません 14〉．

14 樹状細胞

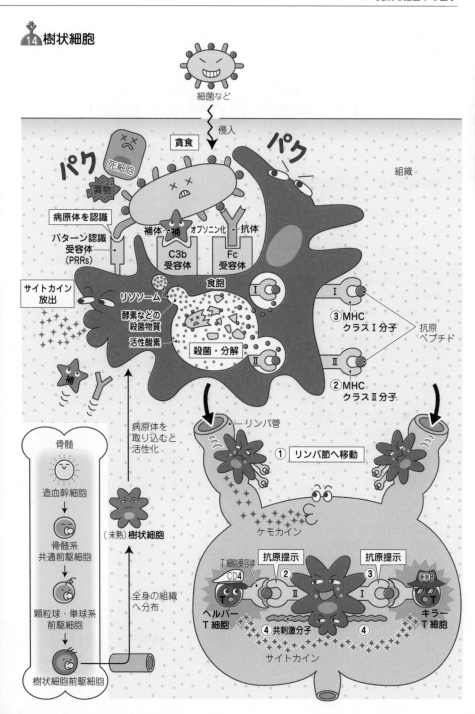

細菌など

侵入

貪食　パク

パク

死細胞

異物

組織

病原体を認識

補体・補　オプソニン化・抗体

パターン認識
受容体
(PRRs)

C3b
受容体

Fc
受容体

サイトカイン
放出

リソソーム

酵素などの
殺菌物質

活性酸素

食胞

殺菌・分解

I

I

③MHC
クラスI分子

抗原
ペプチド

II

II

②MHC
クラスII分子

骨髄

造血幹細胞

骨髄系
共通前駆細胞

顆粒球・単球系
前駆細胞

樹状細胞前駆細胞

病原体を
取り込むと
活性化

(未熟)樹状細胞

全身の組織
へ分布

リンパ管

① リンパ節へ移動

ケモカイン

T細胞受容体

抗原提示

②

抗原提示

③

CD4

CD8

T

II

I

T

ヘルパー
T細胞

キラー
T細胞

④共刺激分子

④

サイトカイン

B細胞1
▶ 骨髄で分化し無数の抗体をつくる

B細胞はリンパ球の一種です．B細胞のもととなる細胞は，まず骨髄で分化しますが，その間に様々な形の抗体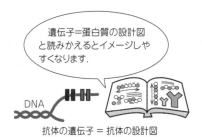40をつくります．抗体は細胞膜上の抗原受容体として機能するとともに，分化すると細胞外に分泌されます．

B細胞受容体の遺伝子再構成
B細胞は細胞膜上にある
- **B細胞受容体**（抗体）

に結合する抗原を認識します．

あらゆる種類の抗原に対応するために，B細胞は前駆細胞の時期に抗体をつくる準備をします．このとき重要なのが
- **遺伝子再構成**

というしくみです．これは抗体の先端部（可変領域）の構造を決める遺伝子を組み換える作業で，H鎖，L鎖のそれぞれで行われます．1つのB細胞は1種類の抗原に対する抗体しかつくれませんが，遺伝子再構成により
- **抗体の可変領域の遺伝子が各々のB細胞で異なるものとなる**

ため，B細胞は互いに異なる形の可変領域をもつ抗体を発現できるようになります．

こうして膨大な種類の抗体を準備することができるのです．

B細胞前駆細胞が遺伝子再構成を終えると，細胞の表面に抗体が発現し，未熟B細胞となります（このときの抗体はIgM）．

こうして膨大な種類の抗体がつくられますが，このなかには自己の成分に結合してしまうものも含まれます．そこで，自己を傷つける危険性が高い細胞を排除し，自己を傷つける危険性が低い細胞だけを選び出すしくみが備わっています．

負の選択
遺伝子再構成はランダムに行われるため，結果としてつくられる抗体のなかには自己の成分（自己抗原）と結合するものもあります．このような受容体をもつB細胞が骨髄から出ていくと，自己に対して免疫反応を起こす危険性があるため
- **自己抗原と結合する未熟B細胞は**
- **骨髄中で細胞死（アポトーシス）**

を迎えたり，抗体をつくり直したりします．こうして自己抗原と結合しないB細胞だけが生き残り，増殖します．これを
- **負の選択**
  （自己抗原と結合しないものが選ばれる）

といい，免疫系が自分自身を攻撃しない自己寛容14のしくみの一つです．

生き残ったB細胞は骨髄を出て全身の二次リンパ組織49へ旅立ち，成熟B細胞になります．

遺伝子＝蛋白質の設計図と読みかえるとイメージしやすくなります．

DNA

抗体の遺伝子 ＝ 抗体の設計図

15 B細胞1

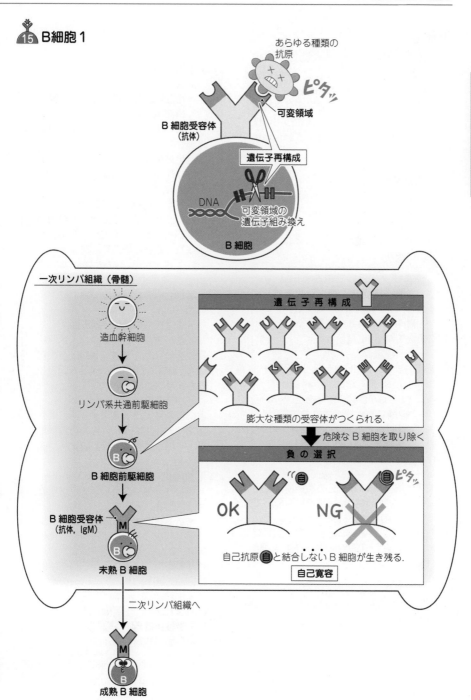

B細胞2
▶ 抗原やT細胞に刺激され形質細胞へ

負の選択を乗り越えて生き残ったB細胞は，骨髄から出て，リンパ節などの二次リンパ組織へと移住します．ここで体外から侵入した病原体などの抗原に出会うと活性化して，抗体を分泌する細胞へと分化します．

抗原提示
骨髄を出た時点では，B細胞はまだ抗原の刺激を受けていない「うぶ(naive)な細胞」なので

• **ナイーブB細胞**

といいます．

二次リンパ組織で抗原と出会うと，これを細胞内に取り込みます．そして，その断片（抗原ペプチド）を

• **MHCクラスⅡ分子** 🔲12〉

に乗せてT細胞に提示する

• **抗原提示**

を行います．MHCクラスⅡ分子はCD4と反応するため，抗原提示できる相手はCD4陽性であるヘルパーT細胞です．提示された抗原をT細胞受容体で認識したヘルパーT細胞は，相手のB細胞を刺激し，これを活性化します．

B細胞が細胞内に取り込める抗原は，そのB細胞がもつ抗体に結合する抗原のみです．また，B細胞から抗原提示を受けることができるのは，このB細胞と同じ抗原を認識するヘルパーT細胞に限られます（抗原特異性🔲10〉）．

B細胞は数を増やしながら，さらに抗体を改良します．

親和性成熟
活性化したB細胞では，抗体の

• **可変領域の遺伝子の突然変異**
　（体細胞突然変異）

が起こります．この突然変異により抗体と抗原の親和性が高まると，B細胞には抗体を介して生存に必要な刺激が加わります（逆に親和性が低くなるとそのB細胞は排除される）．これを

• **親和性成熟**

といいます．こうして抗原と結合しやすい抗体をつくりだしたB細胞が選ばれ，さらに増殖します．

クラススイッチ
活性化したB細胞の一部では，抗体の

• **定常領域の遺伝子組み換え**

も起こります．これにより，抗原特異性を維持したまま，IgM以外の抗体（IgGやIgA，IgEなど）をつくるB細胞が現れます．これを

• **クラススイッチ**

といいます．クラススイッチにはヘルパーT細胞からの刺激の種類が影響していると考えられています．

形質細胞への分化
親和性成熟やクラススイッチを終えたB細胞の多くは

• **抗体を細胞外に分泌**

するエフェクターB細胞へと分化します．この細胞は，細胞質が大きく核が偏在していることから形態学的に区別でき

• **形質細胞**

とよばれます．形質細胞は

• **液性免疫** 🔲74〉🔲76〉

を担う重要な細胞です．

活性化したB細胞の一部はメモリーB細胞に分化し，免疫記憶🔲78〉を担います．

免疫を担当する因子

16 B細胞2

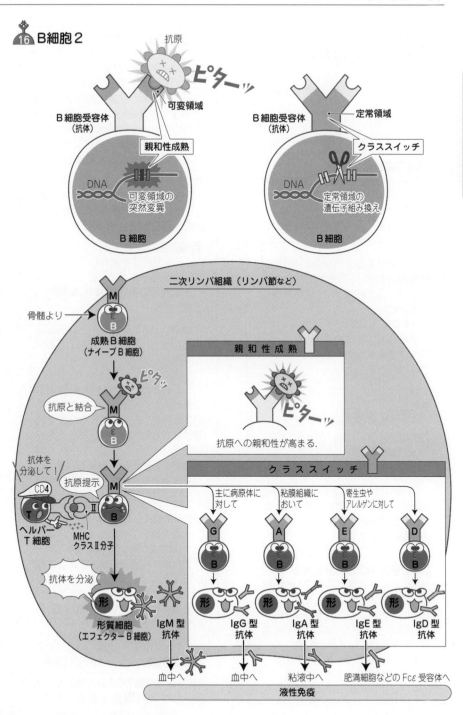

T細胞1
▶ 胸腺にて二段階の選択を受けて成熟

T細胞はリンパ球の中に占める割合が最も大きい細胞です．ここでは，T細胞が成熟する過程を見てみましょう．造血幹細胞からT細胞前駆細胞まで分化する間は骨髄に存在し，次に胸腺へ移動します．

胸腺での分化の概要

骨髄中のT細胞前駆細胞は，一次リンパ組織である
- **胸腺**(thymus) 📖54⟩

が分泌する物質（ケモカイン）を感知して，胸腺へと移動します．

胸腺では胸腺上皮細胞がT細胞前駆細胞を刺激し，T細胞の分化が進みます．分化初期は，T細胞表面にある蛋白質の
- **CD4，CD8**

がまだ発現していないため
- **ダブルネガティブ**

とよばれます．

続いて，CD4とCD8の両方が発現する
- **ダブルポジティブ**

の状態になり，T細胞の目印である
- **T細胞受容体**

が出現します．

さらに分化が進むと，CD4とCD8のどちらか一方のみ発現する
- **シングルポジティブ**

の状態になります．

CD分子とT細胞サブセット

T細胞は，発現するCD分子と機能により分類され，これをサブセットといいます．CD3は全てのT細胞が発現しますが，CD4とCD8は胸腺での分化後にいずれかが残り
- **CD4が残るとヘルパーT細胞**
- **CD8が残るとキラーT細胞**

となります（それぞれの機能は 📖36⟩）．

T細胞受容体の遺伝子再構成

T細胞も，B細胞と同様に
- **遺伝子再構成** 📖30⟩

により膨大な種類のT細胞受容体をつくり，様々な抗原に対応する準備を整えます（T細胞は受容体を構成する蛋白質の種類から，α鎖，β鎖を用いるαβT細胞とγ鎖，δ鎖を用いるγδT細胞に分けられる．ここではT細胞の大半を占めるαβT細胞に関して説明する）．

遺伝子再構成はランダムに行われ，機能しないものや自己を傷つける可能性があるものもつくられるため，このなかから適正に機能する細胞を選び出します．

正の選択と負の選択

T細胞受容体を発現したT細胞は，胸腺上皮細胞などによる
- **二段階の選択**（正の選択，負の選択）

を受けます．

まず，自己MHC分子と自己抗原の組合せに，ある程度結合できる細胞を選ぶ
- **正の選択**
- （自己MHC分子と結合できるものが選ばれる）

を受けます．T細胞はB細胞と異なり，自己MHC分子と抗原の複合体を認識するため（MHC拘束性 📖12⟩），そもそも自己MHC分子と結合できないT細胞は免疫細胞として機能できず，これを排除する正の選択が必要です．

次に，自己MHC分子と自己抗原の組合せに強く結合しない細胞を選ぶ
- **負の選択**
- （自己抗原と結合しないものが選ばれる）

を受けます．自己の成分に対して免疫反応を起こしうる危険なT細胞を取り除くことが目的で，免疫系が自分自身を攻撃しない自己寛容 📖14⟩のしくみの一つです．

これらの選択を通過しなかったT細胞は細胞死（アポトーシス）を迎えます．

生き残った成熟T細胞は，胸腺から全身の二次リンパ組織 📖49⟩へ旅立ちます．

17 T細胞 1

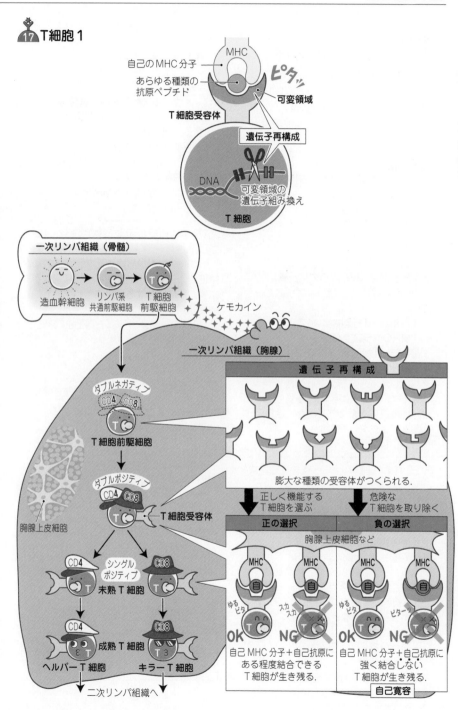

自己のMHC分子
あらゆる種類の抗原ペプチド
MHC
ピタッ
可変領域
T細胞受容体
遺伝子再構成
DNA
可変領域の遺伝子組み換え
T細胞

一次リンパ組織（骨髄）
造血幹細胞 → リンパ系共通前駆細胞 → T細胞前駆細胞
ケモカイン

一次リンパ組織（胸腺）

ダブルネガティブ
CD4 CD8
T細胞前駆細胞

ダブルポジティブ
CD4 CD8
T細胞受容体

胸腺上皮細胞

CD4 シングルポジティブ CD8
未熟T細胞

CD4 成熟T細胞 CD8
ヘルパーT細胞 キラーT細胞
二次リンパ組織へ

遺伝子再構成
膨大な種類の受容体がつくられる.

正しく機能するT細胞を選ぶ
危険なT細胞を取り除く

正の選択 | 負の選択
胸腺上皮細胞など

MHC MHC MHC MHC
自 自 自 自
ゆるピタ スカスカ ゆるピタ ビターッ
OK NG OK NG

自己MHC分子＋自己抗原にある程度結合できるT細胞が生き残る.

自己MHC分子＋自己抗原に強く結合しないT細胞が生き残る.
自己寛容

T細胞 2
▶ ヘルパー，キラーそれぞれの役割

胸腺での選択を乗り越えて生き残ったT細胞は，リンパ節などの二次リンパ組織へと移住します．ここで体外から侵入した病原体などの抗原の情報を得ると活性化して，機能を発揮します．

抗原の認識

胸腺を出た時点では，T細胞はまだ抗原の刺激を受けていない「うぶ(naive)な細胞」なので
　　①ナイーブT細胞
といいます．

二次リンパ組織にて
　　②樹状細胞 ⤶28 からの抗原提示
をT細胞受容体で認識します．この際に
　　③ヘルパーT細胞はCD4で
　　　MHCクラスⅡ分子
　　④キラーT細胞はCD8で
　　　MHCクラスⅠ分子
を認識します．さらに共刺激分子やサイトカインによる刺激を受けると，免疫反応を起こすことができる
　　⑤エフェクターT細胞
へと分化します．

それぞれのT細胞のはたらきを見てみましょう．まずはヘルパーT細胞です．

ヘルパーT細胞（CD4陽性）

ヘルパーT細胞は，名前の通り
　　• 他の免疫細胞を助ける
細胞です．エフェクター細胞となったヘルパーT細胞（⑥）は，抗原を攻撃することはありませんが
　　• B細胞，マクロファージ，
　　　キラーT細胞などを活性化
します．このため
　　• 液性免疫 ⤶74 ⤶76
　　• 細胞性免疫
の両方において重要な細胞であり，獲得免疫の中心的な存在といえます．

続いて，キラーT細胞です．

キラーT細胞（CD8陽性）

エフェクター細胞となったキラーT細胞（⑦）は
　　• ウイルス感染細胞や腫瘍細胞
　　　などの細胞死を誘導 ⤶39
する役割をもち
　　• 細胞性免疫 ⤶76
を担う細胞です．キラーT細胞は
　　• 細胞傷害性T細胞
　　　(CTL：cytotoxic T lymphocyte)
ともよばれます．

T細胞に抗原提示する樹状細胞，T細胞から活性化刺激を受ける細胞（B細胞，マクロファージ），T細胞から細胞死を誘導される感染細胞，いずれの細胞も相手のT細胞がもつ受容体に結合する抗原を差し出している必要があります（抗原特異性 ⤶10 ）．

T細胞の一部はメモリーT細胞に分化し，免疫記憶 ⤶78 を担います．

ヘルパーT細胞の種類

ヘルパーT細胞はいくつかの種類に分けられ，主なものとして次があります．
• Th1 細胞（1型ヘルパーT細胞）
はキラーT細胞の分化を誘導したり，マクロファージや好中球の活性化などを担います．細菌やウイルスによる感染症などで増加します．
• Th2 細胞（2型ヘルパーT細胞）
は好酸球の活性化や肥満細胞の脱顆粒促進などを担います．寄生虫感染症やアレルギーなどで増加します．このほか，自己免疫に関わるTh17 細胞などが知られています．
二次リンパ組織の胚中心 ⤶56 にとどまるヘルパーT細胞は Tfh 細胞（濾胞性ヘルパーT細胞）とよばれ，B細胞の抗体産生を誘導します．

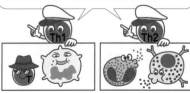

18 T細胞2

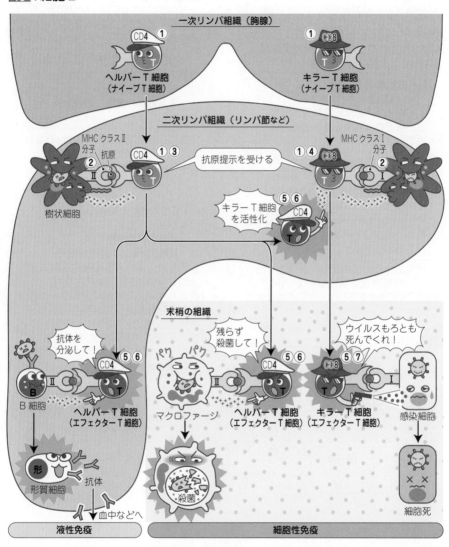

制御性 T 細胞

制御性 T 細胞（ティーレグ：regulatory T cell）はヘルパー T 細胞と同じく CD4 陽性ですが，積極的に免疫反応に関わるのではなく

・**免疫応答の抑制や自己寛容** 14

に関わり，その欠損は自己免疫疾患に関連すると考えられています．

NK細胞
▶ 抗原刺激を必要としないリンパ球

NK（ナチュラルキラー：natural killer）細胞は，リンパ球でありながら自然免疫系に属し，感染初期に活躍する細胞です．

NK細胞のはたらき
NK細胞は

- **ウイルス感染細胞や腫瘍細胞などの細胞死を誘導する**

細胞です．

T細胞やB細胞と異なり

- **抗原特異的な受容体をもたない**

ため，相手を非特異的に攻撃します．このようなリンパ球は自然リンパ球（ILC: innate lymphoid cell）とよばれ，NK細胞のほかにも近年いくつか発見されてきています．

NK細胞はその名の通り，生まれつき（ナチュラル）細胞傷害活性をもっていますが，その活性を調節するしくみがいくつかあります．

19 NK細胞

活性調節のしくみ
NK細胞の表面には，NK細胞を活性化する受容体と抑制する受容体があります．

NK細胞の活性化受容体は，異常細胞に結合した抗体や異常細胞の表面に発現した蛋白質など

- **異常細胞の表面にある分子**

と結合します．

NK細胞の抑制性受容体はKIR（killer inhibitory receptor）とよばれ

- **MHCクラスⅠ分子**

と結合します．正常細胞はMHCクラスⅠ分子を発現しているため，NK細胞の機能を抑制し，攻撃を受けません．一方で

- **一部の異常細胞では MHCクラスⅠ分子が消失**

するため，このような異常細胞に出会うとNK細胞の抑制がはずれ，活性化します．対照的に，キラーT細胞が異常細胞を認識するためには，異常細胞がMHCクラスⅠ分子上に抗原をのせている必要があります．

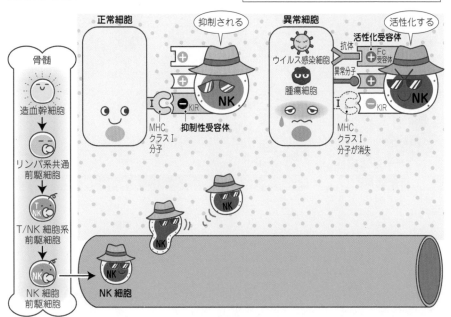

異常細胞の認識方法は，NK細胞は非特異的，キラーT細胞は特異的，という点で異なりますが，細胞死を誘導するしくみには共通点が多いです．

ひとつは，Fasという分子を介して標的細胞を刺激する方法です．

Fasリガンド

FasはTNF〈📖44〉の受容体によく似た，細胞死をもたらす分子です．表面にFasを出している細胞を，NK細胞やキラーT細胞がもつ
- **Fasリガンドで刺激**

して細胞死を誘導します．

もう一つは細胞に穴をあけて物質を送り込む方法です．

パーフォリン/グランザイム

NK細胞とキラーT細胞は活性化すると顆粒を放出します．そのなかの
- **パーフォリンは細胞に穴をあける**

作用をもちます．この穴から
- **グランザイムなどの物質が細胞内に流入**

して細胞死を誘導します．

これらのしくみにより異常細胞のアポトーシスが誘導されます．

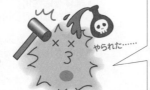

不要なので
自ら死にます……

やられた……

アポトーシス　　　ネクローシス

アポトーシスとネクローシス

細胞死の様式には，2種類あります．
- アポトーシス**は生理的に制御された細胞死**

で，条件が整うと細胞内で反応が進行し，細胞が自発的に死に向かいます．これに対して
- ネクローシス**は非生理的な細胞死（壊死）**

で，外因（例えば物理的な力や化学物質への暴露など）により細胞が壊れるような状況で生じます．

20 NK細胞とキラーT細胞の細胞傷害機序

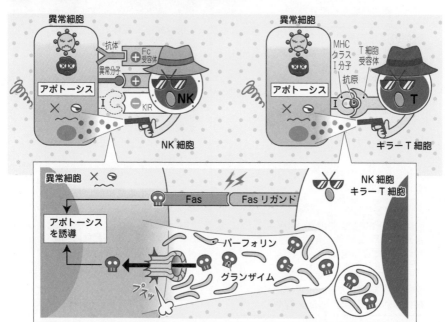

抗体
▶ 抗原にピタッと結合する飛び道具

抗体はB細胞の抗原受容体として機能し，形質細胞 📙32〉が細胞外に分泌する蛋白質です.

抗体の構造
抗体 (B細胞受容体) は
• **免疫グロブリン** (Ig：immunoglobulin)
という蛋白質です.

抗体はY字型の分子で
• **長いH鎖** (heavy chain) **2本**
• **短いL鎖** (light chain) **2本**
の計4本のポリペプチド鎖からなり
• **抗原と結合するFab部分**
• **免疫細胞などと結合するFc部分**
に分けられます.

Fab部分の先端は，構造の多様性が極めて高い
• **可変領域**
で，あらゆる種類の抗原に対応できます. 可変領域以外の部分は
• **定常領域**
といい，後に述べる抗体のクラスによって構造が異なる部分です.

抗体のはたらき
抗体は，対応する抗原に特異的に結合して
• **抗原抗体反応**
を起こし
• **液性免疫** 📙74〉 📙76〉
の主役としてはたらきます. 抗体には次の3つの作用があります.

①中和
抗原に抗体が結合して，抗原の有害作用を抑制します.

②オプソニン化
抗体のFab部分は抗原，Fc部分は食細胞のFc受容体と結合して，貪食作用を促進します.

③補体活性化
抗原と結合した抗体のFc部分は補体を活性化します (古典経路 📙42〉).

抗体は定常領域の構造の違いにより，5つのクラスに分けられます.

抗体の種類 (クラス) ごとの特徴
抗体は，定常領域の構造により
• **IgM, IgG, IgA, IgE, IgD**
に分けられます.

IgMは5つの分子が結合した形 (5量体) で存在し，分子量が最も大きいです. B細胞が最初に発現する抗体はIgMで，形質細胞も最初はIgMを中心に分泌します. このため
• **感染初期につくられるのは**IgM
です. IgMのはたらきとして
• **補体を活性化**
する作用が強いのが特徴です.

IgGは5つのクラスのなかで血中の量が最も多く，寿命も最も長いです (半減期が21日. 他のクラスは3〜6日). IgGのみ胎盤通過性があり，母体から胎児に移行して免疫を与えます (移行抗体). IgGは
• **中和**
• **オプソニン化**
の作用が強く，病原体に対する防衛免疫の中心となります.

IgAは主に2量体で存在します. 身体全体では最も多く，皮下や粘膜下，粘液などの分泌液中に豊富に存在し
• **粘膜免疫**
に重要です. 粘液中に分泌される際は分泌成分と結合し (分泌型IgA)，酸や蛋白分解酵素でも壊れにくい安定した構造となります.

IgAのはたらきとして
• **中和**
の作用が強いのが特徴です.

IgEは寄生虫感染時に産生されたり，肥満細胞や好塩基球の表面のFcε受容体に結合して
• **I型アレルギー発症に関連**
することが知られています 📙102〉.

IgDの役割は現在のところ不明です.

21 抗体

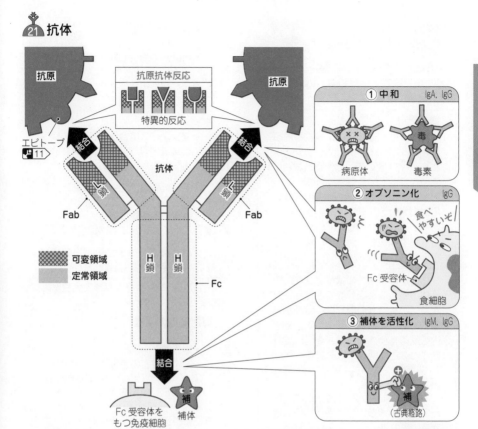

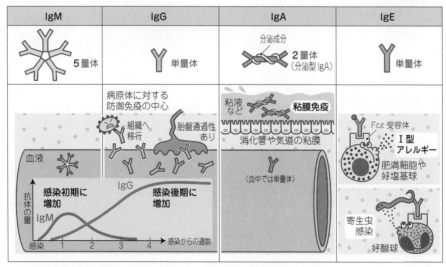

補体
▶ 免疫反応を補助する蛋白質

補体は抗体の作用を補う物質として発見された蛋白質ですが，実際は抗体がない状態でも免疫反応に関与します．

補体とは
補体とは，補体系とよばれる免疫反応に関わる約20種類の分子をまとめた呼び名です．そのうち個別に名前がついている補体成分は
- C1～C9 (Cはcomplement (補体) の頭文字)

の9種類の蛋白質で，同定された順に基づく番号がふられています．主に肝臓で産生され，血中に豊富に存在します．

ふだんは不活性の状態ですが，病原体の侵入などを契機に活性化されます．いくつかの成分は，分解されることで立体構造が変化して，分子内の反応しやすい構造が表面に現れることなどが関係しています．

補体カスケード
1種類の補体が活性化すると，ほかの補体も連鎖的に活性化していきます．これを
- 補体カスケード

といいます．

補体カスケードは大きく前半と後半に分けられます．前半は
- ①古典経路
- ②レクチン経路
- ③第二経路

のいずれかをたどり，C3 (④) の分解に至る反応です．C3は血清中の最多の補体成分であり，膠原病などの検査項目に含まれています 112．C3の分解によりC5転換酵素が生じます．後半はC5 (⑤) の分解以降の反応で
- ⑥後期経路

ともよばれます．

補体活性化の経路
①古典経路は，
- 病原体などの抗原に結合した抗体

のFc部分に補体が結合して活性化することから始まります．

②レクチン経路は，病原体表面のマンノースという物質に，血中の
- マンノース結合レクチン (MBL)

という糖蛋白質が結合し，これが補体を活性化することから始まります．

③第二経路は，血中で自然に分解されて弱く活性化している補体が
- 直接，病原体に結合

することで活性化して始まります．

①は抗体を介するため獲得免疫，②，③は自然免疫に分類されます．

活性化した補体は様々な形で免疫反応に関わります．

炎症反応の促進
C5a (⑦) などは
- 走化因子

で，好中球などの遊走を促します．
C3a (⑧) やC5a (⑦) は肥満細胞のヒスタミン放出を促し，アナフィラキシー様症状 102 をひき起こすため，アナフィラトキシンとよばれます．

オプソニン化
C3b (⑨) は病原体に結合して食細胞による貪食を促進し，これを
- オプソニン化

といいます．

活性化した補体の元に複数の補体が集まり病原体を攻撃するしくみもあります．

溶菌
C5b (⑩) にC6～9が結合すると
⑪膜侵襲複合体
(MAC：membrane attack complex)
を形成して病原体の細胞膜に穴をあけます．ここから水やイオンが流入して，細胞が破裂します．

補体

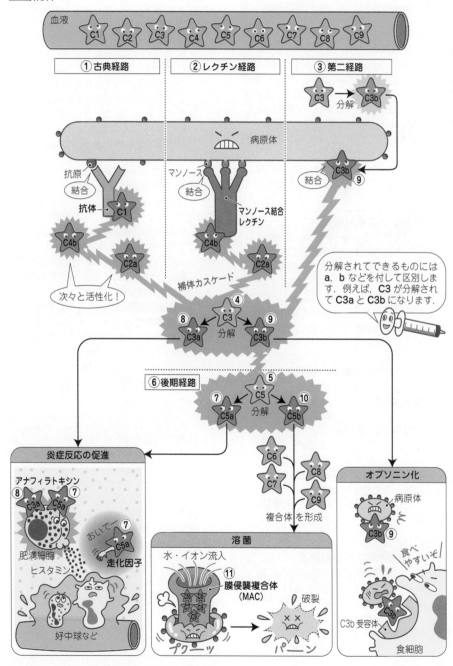

① 古典経路　② レクチン経路　③ 第二経路

⑥ 後期経路

炎症反応の促進

溶菌

オプソニン化

サイトカイン
▶ 細胞間の相互作用にかかわる物質

　細胞 (cyto) が分泌し，ほかの細胞を動かす (kine) 物質をサイトカインといいます．かつては免疫細胞の産物と考えられていましたが，線維芽細胞など様々な細胞が産生します．サイトカインは，対応する受容体をもつ細胞に作用しますが，遠隔の細胞に作用するホルモンとは異なり，自己分泌や傍分泌**▶3**のように産生された局所の細胞に作用するものが多いです．

　サイトカインはいくつかのグループに分けられます．それぞれの特徴を見てみましょう．

インターロイキン (IL)
　インターロイキン (IL：interleukin) とは，白血球間の情報伝達物質を意味しますが，白血球以外が産生することも標的になることもあります．物質として明確になった主なサイトカインにIL-(番号) という名称を付けて整理し，現在までに数十種類が特定されています．

　ILの作用は
- **標的細胞の増殖・分化の促進，活性化，または抑制**

など様々です．

腫瘍壊死因子 (TNF)
　腫瘍壊死因子 (TNF：tumor necrosis factor) は，腫瘍を傷害し死をひき起こす物質として発見されましたが，腫瘍以外にも作用します．TNF-α，TNF-β の2種類のほか，Fas**▶39**などもTNFファミリーに属します．

　TNF-αは
- **細胞死 (アポトーシス) 誘導**

などにより腫瘍細胞を死に至らしめます．正常細胞のなかにはTNF-αの作用で活性化する細胞もあり
- **炎症をひき起こす**

作用もあります．

インターフェロン (IFN)
　インターフェロン (IFN：interferon) はウイルス感染に干渉 (interfere) する因子として発見されました．Ⅰ型IFN (IFN-α，IFN-β)，Ⅱ型IFN (IFN-γ) などがあります．

　様々な細胞にはたらきかけて
- **ウイルスに対する抵抗性を誘導**

する作用があります．このほか，マクロファージの活性化や，NK細胞の細胞傷害活性を高める作用などが挙げられます．

コロニー刺激因子 (CSF)
　免疫細胞は造血幹細胞から分化して生じます．その際，複数種類のサイトカインが造血幹細胞に作用することで分化の方向性が決定されます．この，造血幹細胞の分化や増殖に関わるサイトカインを造血因子といいます．そのなかで
- **特定の細胞群 (コロニー) の分化を促進する**

物質をコロニー刺激因子 (CSF：colony stimulating factor) といいます．例えば好中球に作用する顆粒球コロニー刺激因子 (G-CSF) **▶52**などです．

　サイトカインの作用に注目した分類方法もあります．

作用による分類
　炎症をひき起こす作用があるサイトカインをまとめて
- **炎症性サイトカイン**

といいます (例：IL-1, IL-6, TNF-α)．逆に，炎症を抑制する作用があるサイトカインをまとめて
- **抗炎症性サイトカイン**

といいます (例：IL-10)．

　サイトカインのうち，白血球を遊走 (ケモタキシス) させるものを
- **ケモカイン**

といいます (例：IL-8)．

23 サイトカイン

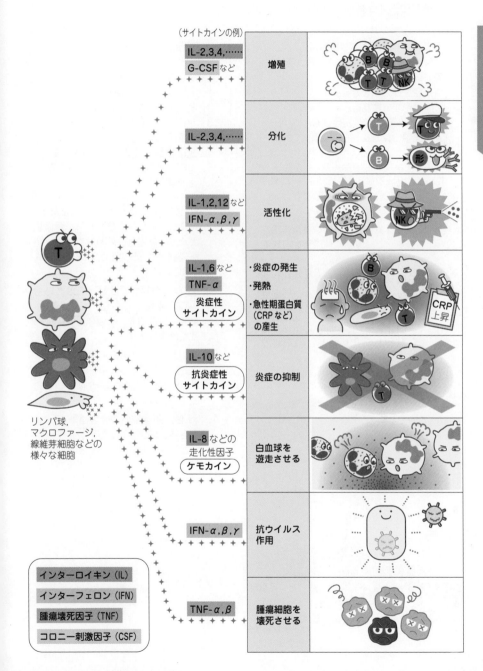

（サイトカインの例）

IL-2,3,4,…… G-CSF など	増殖	
IL-2,3,4,……	分化	
IL-1,2,12 など IFN-α,β,γ	活性化	
IL-1,6 など TNF-α （炎症性サイトカイン）	・炎症の発生 ・発熱 ・急性期蛋白質（CRP など）の産生	
IL-10 など （抗炎症性サイトカイン）	炎症の抑制	
IL-8 などの走化性因子 （ケモカイン）	白血球を遊走させる	
IFN-α,β,γ	抗ウイルス作用	
TNF-α,β	腫瘍細胞を壊死させる	

T

リンパ球,
マクロファージ,
線維芽細胞などの
様々な細胞

インターロイキン（IL）

インターフェロン（IFN）

腫瘍壊死因子（TNF）

コロニー刺激因子（CSF）

国試を読み解こう！

▶ 免疫を担当する因子に関する問題

はり師きゅう師国試 18回44

マクロファージについて**誤っている**ものはどれか．
1. ヒスタミンを分泌する．
2. 異物を貪食する．
3. リンパ球に抗原提示する．
4. 血中の単球に由来する細胞である．

×1. ヒスタミンはⅠ型アレルギーに関与する物質で，肥満細胞などが分泌します．

○2. マクロファージは旺盛な貪食作用をもつ細胞で，異物や病原体などを取りこんで分解します．

○3. マクロファージは異物を貪食したあと，リンパ球であるヘルパーT細胞に抗原提示を行います．

○4. マクロファージは，血中の単球が組織に移行し分化したあとの細胞です．

以上より正解は1です．

管理栄養士国試 31回42

免疫グロブリンについての記述である．正しいのはどれか．1つ選べ．
1. IgMは，胎盤を通過する．
2. IgAは，唾液中に含まれる．
3. IgGは，即時型アレルギー反応に関わる．
4. IgEは，肥満細胞から分泌される．
5. IgEは，免疫グロブリンの中で最も血中濃度が高い．

×1. IgMは5量体の形で存在するため，免疫グロブリンのなかで分子量は最大で，胎盤通過性はありません．胎盤通過性がある免疫グロブリンはIgGのみです．

○2. IgAは，粘膜面では分泌成分と結合して分泌型IgAとなり，涙液，鼻汁，唾液，気道粘液，腸液や母乳中にも多く含まれます．

×3. IgGは，病原体の感染後期に増加する免疫グロブリンです．即時型アレルギー反応（Ⅰ型アレルギー）に関わる免疫グロブリンはIgEです．

×4. IgEは，肥満細胞や好塩基球のFcε受容体と結合してⅠ型アレルギーの発症に関与します．IgEを含む全ての免疫グロブリンは，形質細胞から分泌されます．肥満細胞から分泌されるのはヒスタミンなどのケミカルメディエーターです．

×5. IgEは，免疫グロブリンの中で最も血中濃度が低く，IgGが最も高いです．

以上より正解は2です．

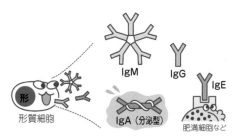

形質細胞　IgM　IgG　IgE　IgA（分泌型）　肥満細胞など

柔道整復師国試 **22回午前104**

補体の説明で**誤っている**ものはどれか.

1. 血清に多量に存在する.
2. 食細胞の貪食作用を促進する.
3. 免疫複合体により活性化される.
4. タンパク質一次構造の多様性を示す.

○1. 補体は,主に肝臓で産生されて血清中に存在する蛋白質の一群です.

○2. 補体は,細菌などに結合することにより,食細胞の貪食作用を促進します.この作用をオプソニン化といいます.

○3. 免疫複合体は,抗原と抗体が結合して生じる複合物です.補体は免疫複合体を形成する抗体のFc部分に結合すると活性化されます(古典経路).

×4. 蛋白質一次構造とはアミノ酸配列のことを指し,多様性を示すのは抗体です.補体にはいろいろな種類(C1~C9)があるものの,多様性はありません.

以上より正解は4です.

管理栄養士国試 **30回42**

免疫に関する記述である.正しいのはどれか.1つ選べ.

1. ヘルパーT細胞は,非特異的防御機構を担う.
2. 形質細胞は,非特異的防御機構を担う.
3. ナチュラルキラー(NK)細胞は,特異的防御機構を担う.
4. B細胞は,細胞性免疫を担う.
5. 抗原提示細胞は,細胞性免疫と体液性免疫を担う.

×1. ヘルパーT細胞は,自身がもつT細胞受容体に結合する抗原を提示している細胞(樹状細胞, B細胞, マクロファージ)のみを認識するため,特異的防御機構を担います.

×2. 形質細胞が分泌した抗体は,それと結合する抗原のみと反応するため,特異的防御機構を担います.

×3. ナチュラルキラー細胞(NK細胞)は,抗原特異的な受容体はもたないため,非特異的防御機構を担います.

×4. B細胞が分化した形質細胞が分泌する抗体は,体液中に分布して抗原を排除する液性免疫を担います.

○5. 抗原提示細胞のうち樹状細胞を例にとると,樹状細胞は,感染細胞などを排除するキラーT細胞と,B細胞の抗体産生やマクロファージの殺菌作用の増強に寄与するヘルパーT細胞の両者に抗原提示をして活性化させます.したがって樹状細胞は,T細胞が主体となる細胞性免疫と,抗体が主体となる体液性免疫(液性免疫)の両方を担います.

以上より正解は5です.

3．免疫の場

INTRO

　この章では，免疫反応が実際にどこで行われているのかを見てい
きます．その中心となる部位がリンパ組織です．

　リンパ組織には2種類あります．免疫細胞が発生し，分化・成熟
する一次リンパ組織と，免疫細胞が病原体などの抗原を認識し，増
殖・活性化する二次リンパ組織です．一次リンパ組織は骨髄や胸腺
を指し，二次リンパ組織はリンパ節，脾臓，粘膜関連リンパ組織を
指します．粘膜関連リンパ組織は具体的に，腸管，扁桃，気管支，
泌尿器などに分布します．

　一次リンパ組織では，免疫細胞が生まれ，それぞれの種類に分化
し，成熟します．ここで免疫細胞が成熟することで，のちに病原体
を認識し，反応する準備が整います．

　二次リンパ組織には，体外から侵入してきた病原体が集まります．
免疫細胞は全身の二次リンパ組織をパトロールして，体内の治安を
守ります．ひとたび病原体を発見すると，免疫細胞はこれを抗原と
して捕えて，戦いに備えて増殖・活性化します．また，二次リンパ
組織は免疫細胞同士にとって，出会いの場でもあります．それぞれ
の免疫細胞がもっている情報を交換することにより，効果的なチー
ムプレーを展開するためです．

　こうして，感染部位にて免疫細胞が病原体を排除することができ
るのです．

リンパ組織
▶ リンパ球の誕生・成長・活躍の場

24 リンパ組織

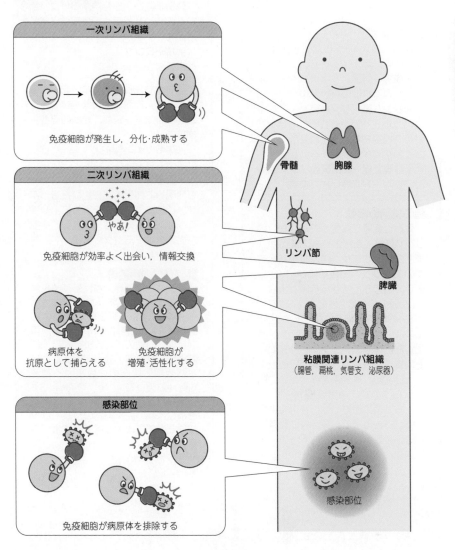

一次リンパ組織

免疫細胞が発生し，分化・成熟する

骨髄　　胸腺

二次リンパ組織

やあ！

免疫細胞が効率よく出会い，情報交換

リンパ節

脾臓

病原体を
抗原として捕らえる

免疫細胞が
増殖・活性化する

粘膜関連リンパ組織
（腸管，扁桃，気管支，泌尿器）

感染部位

免疫細胞が病原体を排除する

感染部位

免疫の場

免疫細胞の移動と抗原の流れ
▶ 必要な部位へ駆けつける免疫細胞

免疫細胞が各リンパ組織を経て，抗原のいる戦地（感染部位）に到着するまでの流れを見てみましょう．

抗原の流れ

体内に侵入（①）した病原体（抗原）は，血中に流入すると（②）

- **血管→脾臓**

リンパの流れにのると（③）

- **リンパ管→リンパ節**

というルートで，それぞれのリンパ組織で捕捉されます．腸管や気管支などの粘膜から侵入すると（④）

- **粘膜上皮→粘膜関連リンパ組織**

というルートで捕捉されます．

免疫細胞の移動

骨髄と胸腺で産生されたばかりのリンパ球は，まだナイーブB細胞・T細胞の状態ですが（⑤），リンパ節などの二次リンパ組織に向かい（⑥），そこで自分が反応する抗原と出会うと，抗原の刺激で活性化されてエフェクターB細胞・T細胞になります（⑦）．エフェクターB細胞（形質細胞）が産生した抗体やエフェクターT細胞は，その後，二次リンパ組織から血液中に入り（⑧），感染部位へと戦いに向かう（⑨）のです（獲得免疫 ▶74〜76〉）．

一方，感染部位では，獲得免疫の準備ができるまで，真っ先に動員された好中球などがすでに戦っています（自然免疫 ▶70〜72〉）．

免疫細胞は，まるで自分が必要とされている場所をあらかじめ知っているかのように，特定の部位に移動します．

ホーミング

免疫細胞が，血管内からリンパ節などのリンパ組織や感染部位に移ることを

- **ホーミング**

とよびます．

そもそも免疫細胞のホーミングのためには，血管外に出る（遊走する）必要があります．まず，組織内で産生された

- **ケモカイン ▶44〉**

によって免疫細胞が活性化され

- **接着分子**

を発現して血管内皮細胞に接着します．このようにして血管外に出やすくなった免疫細胞は，遊走して必要な組織へホーミングします．

リンパ球の再循環

リンパ組織で自分が反応する抗原と出会わなかったリンパ球は，ナイーブB細胞・T細胞のまま血中に戻り（⑩），血液中を流れ（⑪），再びリンパ組織に移動します（⑥）．このように抗原に出会うまで血液とリンパ組織の間をめぐり続ける動き（⑥，⑩，⑪）を

- **リンパ球の再循環**

とよびます．免疫細胞のうち，リンパ球だけにこのような循環現象がみられます．

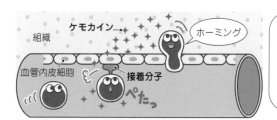

組織　ケモカイン→　ホーミング

血管内皮細胞　接着分子　ぺたっ

「ホーミング」という用語はもともと，免疫細胞が一度活性化された領域の組織や感染部位に戻ってくる性質から，渡り鳥の帰巣になぞらえて使われ始めました ▶60〉．現在は，血液から特定の組織への移動を総じてホーミングとよぶようになっています．

25 免疫細胞の移動と抗原の流れ

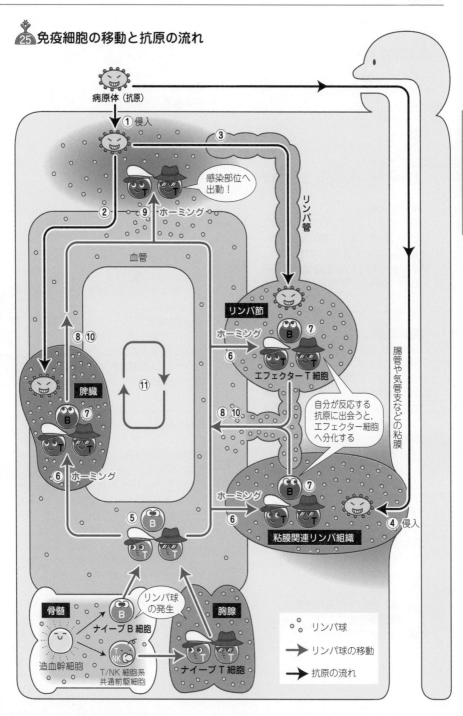

骨髄
▶ 血液が造られる「造血」の場

一次リンパ組織である骨髄では，全ての血液細胞の元となる造血幹細胞から次々に造血が行われています．

造血

造血とは，体の中で血液細胞をつくることを意味します．

胎生期を経た出生後，ヒトの造血は

- **赤色骨髄**

で行われます．赤色骨髄は，胸骨をはじめ，脊椎，鎖骨，肩甲骨，肋骨，骨盤，頭蓋などに分布します．なお，造血機能を停止し脂肪組織に置き換えられた骨髄を黄色骨髄といいます．

骨髄の構造

骨髄は，骨の中心部の髄腔という空間にあります．血液は，栄養孔にある動脈から骨髄内に流入し，中心動脈，洞様毛細血管，中心静脈の順に流れ，再び栄養孔にある静脈を通って骨髄から出ます．

髄腔を拡大して見てみると

- **細網細胞**

が，互いにつながりあっています．この細網細胞にたくさんの血液細胞が支えられているのです．

そして，この場所では自己複製が可能で多分化能を有する造血幹細胞 🖉8〉から，前駆細胞，芽球という順番で分化し，さらに各血液細胞へと成熟します．

こうして

- **成熟した血液細胞のみが洞様毛細血管に入り**

骨髄の外へ出て行きます．

骨髄でできる血液細胞

骨髄はリンパ組織であるものの，リンパ球以外にも，あらゆる血液細胞がつくられる場所です．具体的には造血幹細胞から

- **赤血球**
- **血小板**
- **好中球などの顆粒球**
- **単球**
- **B細胞**
- **T細胞前駆細胞**

などに分化・成熟します．

骨髄における，血液細胞の増殖と成熟は

- **インターロイキン**
  (IL-3など) 🗐44〉
- **顆粒球コロニー刺激因子**
  (G-CSF)
- **顆粒球マクロファージコロニー刺激因子**
  (GM-CSF)
- **エリスロポエチン** (EPO) 🖉23〉
- **トロンボポエチン** (TPO) 🖉58〉

などの造血因子によって促進されます．

骨髄から出たばかりのB細胞は，まだ抗原と出会っていないのでナイーブB細胞の状態です．リンパ節などの二次リンパ組織へ向かいます．

一方，T細胞はT細胞前駆細胞の形で胸腺に運ばれ，そこで成熟したのち二次リンパ組織へ向かいます．

骨髄

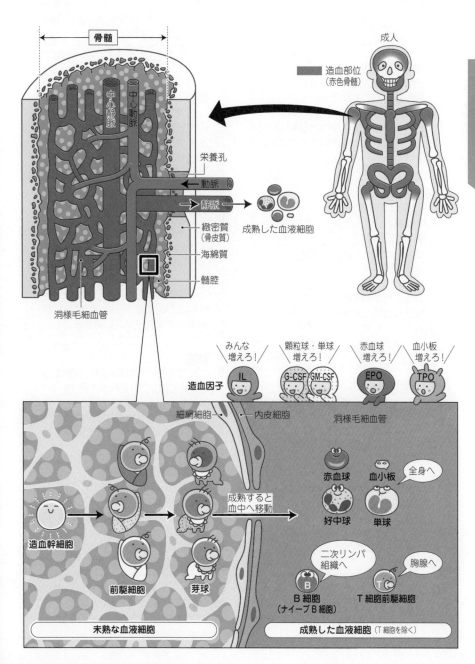

胸腺
▶ T細胞の分化の場

一次リンパ組織である胸腺では，T細胞の分化と選択が行われています．

胸腺の位置と大きさ

胸腺は胸骨の裏側，そして心臓の上方のあたりにあります．右葉と左葉で対をなす器官です．思春期に最大となり，その後は加齢とともに退縮し，脂肪組織に置き換わるのが特徴です．

胸腺の構造

胸腺は，外側が
- **被膜**

で覆われています．
そのなかは，外側から順番に
- 皮質
- 髄質

で成り立っています．
なお，動脈と静脈によって全身と交通しています．

骨髄で造血幹細胞から分化したT細胞前駆細胞は，胸腺でさらに，成熟T細胞へと育っていきます．

胸腺への流入

まず，動脈から入ってきたT細胞前駆細胞は，毛細血管網を通過したあとに
- **高内皮細静脈**
  (HEV：high endothelial venule)

において胸腺の実質に流入します．その後，T細胞前駆細胞は，網目状になっている胸腺上皮細胞の間を通り，被膜下領域の方へ向かい増殖します．

被膜下領域

被膜下領域でのT細胞前駆細胞は表面にある蛋白質のCD4とCD8がまだ発現していないため
- **ダブルネガティブ**

とよばれます．

皮質

皮質に移動すると，CD4とCD8の両方を発現する
- **ダブルポジティブ**

の状態になります．

様々な抗原に反応できる多様性を獲得するための
- 遺伝子再構成 ⏎34⟩

を経てT細胞受容体が出現します．

皮質の胸腺支持細胞として
- **胸腺皮質上皮細胞**

などが自己抗原を提示し
- 正の選択 ⏎34⟩

が起こり，ここで不合格となったT細胞はアポトーシスに陥ります．

髄質

皮質で生存した細胞は，髄質ではCD4かCD8のいずれかを発現した
- **シングルポジティブ**

の状態になります（CD4はMHCクラスII分子，CD8はMHCクラスI分子と反応する）．

髄質の胸腺支持細胞として
- **胸腺髄質上皮細胞**

などが自己抗原を提示し
- 負の選択 ⏎34⟩

が起こります．ここでも不要なT細胞はアポトーシスに陥り，結果として体内で適切にはたらくことのできるT細胞のみが生き残るのです．

こうして成熟T細胞まで分化しますが，まだ抗原と出会っていないのでナイーブT細胞の状態です．静脈から胸腺を出て，二次リンパ組織へ向かいます．

27 胸腺

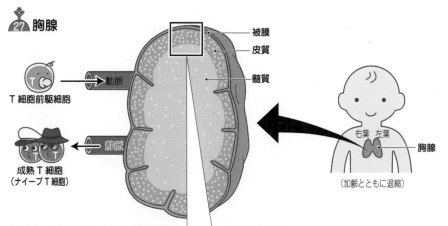

T 細胞前駆細胞 → 動脈

静脈 → 成熟 T 細胞（ナイーブ T 細胞）

被膜
皮質
髄質

右葉　左葉　胸腺

（加齢とともに退縮）

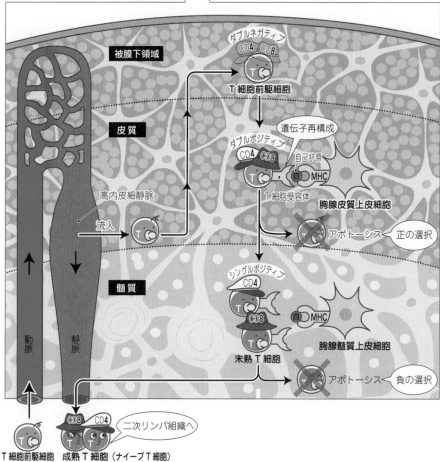

被膜下領域

ダブルネガティブ
CD4　CD8
T 細胞前駆細胞

皮質

ダブルポジティブ
CD4　CD8
T 細胞受容体

遺伝子再構成
自己抗原
自 MHC
胸腺皮質上皮細胞

高内皮細静脈
流入

アポトーシス ← 正の選択

シングルポジティブ
CD4
CD8

自 MHC
胸腺髄質上皮細胞

髄質

未熟 T 細胞

アポトーシス ← 負の選択

動脈　静脈

CD8　CD4
成熟 T 細胞（ナイーブ T 細胞）
二次リンパ組織へ

T 細胞前駆細胞

リンパ節
▶ リンパ球の分化・活性化の場

二次リンパ組織の一つであるリンパ節は，リンパ管から入ってきた抗原が捕らえられるフィルターとして機能し，リンパ球の分化・活性化の場となっています．

リンパ節の形状や分布
リンパ節は，楕円形，または空豆型で，1〜20mm程度の小さな器官です．全身の約500カ所に点在しており，特に頸部，腋窩，鼠径部，腹腔などに集中しているのが特徴的です．

リンパ節同士は，リンパ管を介して，鎖のようにつながっています．

リンパ節の構造
リンパ節には
- ①輸入リンパ管
- ②輸出リンパ管

が出入りしています．

リンパ節の内部は，外側から
- ③皮質 (B細胞領域)
- ④傍皮質 (T細胞領域)
- ⑤髄質

の順で構成されています．

リンパ節に進入した動脈は，皮質で毛細血管網をつくり，傍皮質でリンパ球が血管外に出ることのできる
- ⑥高内皮細静脈

という特殊な細静脈となったあとに，静脈に集まり，リンパ節を出ていきます．

リンパ節では，T細胞の活性化や，B細胞の分化，抗体産生などの免疫反応が行われます．細胞たちの出入りとともに見ていきましょう．

リンパ節への流入
輸入リンパ管を介してリンパ節に流入するものには
- ⑦病原体(抗原)
- ⑧病原体を取り込んだ樹状細胞

などがあります．一方，高内皮細静脈を介しリンパ節に流入するものとして
- ⑨ナイーブB細胞
- ⑩ナイーブT細胞

が重要です．

T細胞の活性化
リンパ節に流入したナイーブT細胞は，傍皮質で
- ⑪樹状細胞から抗原提示

を受け，さらにサイトカインや共刺激分子のシグナルが加わると
- ⑫エフェクターT細胞

へ分化します．なおエフェクター細胞となったヘルパーT細胞はB細胞を活性化し，抗体を産生させるプロセスに関与します．エフェクターT細胞は輸出リンパ管を通り，リンパ節外の感染部位へ運ばれます．

B細胞の分化と抗体産生
リンパ管から流入してきた抗原を捕えたナイーブB細胞は
- ⑬ヘルパーT細胞に抗原提示

することで活性化刺激を受け，皮質のリンパ濾胞で増殖して
- ⑭胚中心を形成

します．そこで，親和性成熟やクラススイッチが起こり
- ⑮形質細胞
- ⑯メモリーB細胞

へ分化します．形質細胞は髄質で
- ⑰抗体を分泌

します．分泌された抗体は輸出リンパ管を通り，リンパ節外の感染部位へ運ばれます．

28 リンパ節

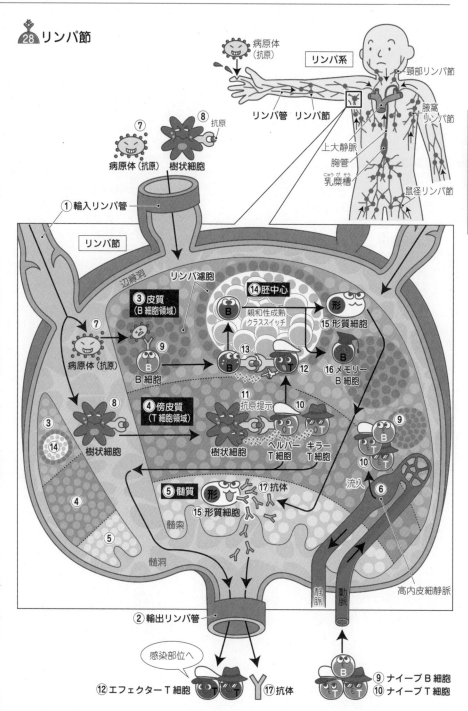

脾臓
▶ 隠れた免疫機能の要

脾臓は，血液を貯蔵したり，古くなった赤血球を取り除いたりする *30* だけではなく，リンパ節と同様に二次リンパ組織としてリンパ球の分化・活性化の場でもあります．

脾臓の形状や位置
脾臓は，約150gのスポンジ状のやわらかい臓器で，腹部の左上側で，肋骨の内側に位置しています．

脾臓の構造
脾臓には脾動脈と脾静脈が出入りしています．
脾臓の内部は
①白脾髄（はくひずい）
②赤脾髄（せきひずい）
の2種類の実質に分けられます．白脾髄は，脾臓の断面で白く斑状に見え，たくさんのリンパ球が密になった状態で構成されています．赤脾髄は血液に満たされた洞様血管で構成されています．

脾臓で免疫を担うのは白脾髄です．血管から入ってきた抗原をここで捕らえ，T細胞の活性化や，B細胞の分化，抗体の分泌などが行われます．細胞たちの出入りとともに見ていきましょう．

脾臓への流入
脾動脈を介して脾臓に流入するものには
③病原体（抗原）
④ナイーブB細胞
⑤ナイーブT細胞
などがあります．

T細胞の活性化
白脾髄の辺縁帯（⑥）では樹状細胞が待ち受けており，脾動脈から抗原が流入すると，すぐにその抗原を捕らえて分解します．そして，中心動脈を囲むように存在するT細胞領域（PALS：periarterial lymphatic sheath）（⑦）にて流入したナイーブT細胞に情報を渡します．
このようにしてナイーブT細胞は
⑧樹状細胞から抗原提示
を受け，さらにサイトカインや共刺激分子のシグナルが加わると
⑨エフェクターT細胞
へ分化します．なおエフェクター細胞のうち，ヘルパーT細胞はB細胞を活性化し，抗体を産生させるプロセスに関与します．エフェクターT細胞は脾静脈を通って脾臓の外の感染部位に運ばれます．

B細胞の分化と抗体産生
脾動脈から流入してきた抗原を捕らえたナイーブB細胞は
⑩ヘルパーT細胞に抗原提示
することで活性化刺激を受け，白脾髄のB細胞領域（⑪）で増殖して
⑫胚中心を形成
します．そこで，親和性成熟やクラススイッチが起こり
⑬形質細胞
などへ分化します．形質細胞は
⑭抗体を分泌
し，抗体は脾静脈を通って脾臓の外の感染部位に運ばれます．

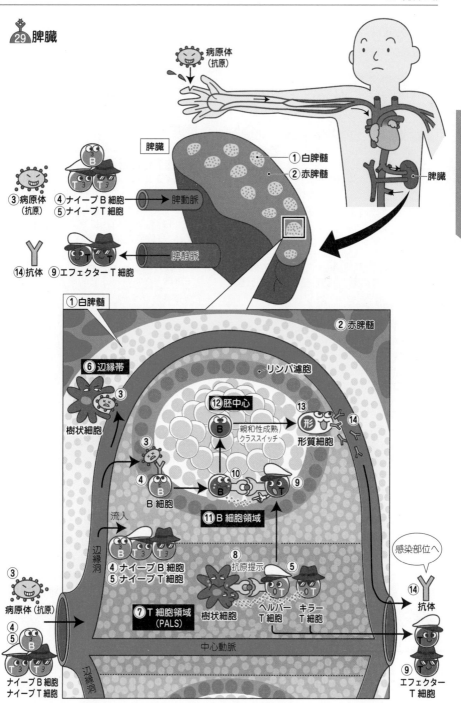

29 脾臓

病原体（抗原）

① 白脾髄
② 赤脾髄

脾臓

免疫の場

脾臓

脾臓

③ 病原体（抗原）
④ ナイーブB細胞
⑤ ナイーブT細胞

脾動脈

⑭ 抗体　⑨ エフェクターT細胞

脾静脈

① 白脾髄

② 赤脾髄

⑥ 辺縁帯

リンパ濾胞

樹状細胞

③

⑫ 胚中心

親和性成熟
クラススイッチ

⑬

形質細胞

⑭

③

④ B細胞

⑩

⑨

流入

⑪ B細胞領域

辺縁洞

④ ナイーブB細胞
⑤ ナイーブT細胞

⑧
抗原提示

⑤

感染部位へ

③
病原体（抗原）

⑦ T細胞領域
（PALS）

樹状細胞　ヘルパー
T細胞

キラー
T細胞

⑭ 抗体

④
⑤

中心動脈

⑨

辺縁洞

ナイーブB細胞
ナイーブT細胞

エフェクター
T細胞

粘膜関連リンパ組織（MALT）
▶ 特殊な粘膜免疫システム

二次リンパ組織の一つである粘膜関連リンパ組織は，全身免疫とは異なる特殊な免疫システム(粘膜免疫)をもっています．

粘膜関連リンパ組織の種類

粘膜関連リンパ組織(MALT)には，扁桃，気管支関連リンパ組織(BALT)，腸管関連リンパ組織(GALT)，泌尿器関連リンパ組織などの種類があります．外界と接する粘膜は抗原にさらされやすいため，多くの免疫細胞が集中しています．

粘膜関連リンパ組織のうち，ここでは腸管関連リンパ組織について説明します(腸管免疫)．

腸管関連リンパ組織の構造

腸管の粘膜固有層には，リンパ球の密集構造が散在しています(孤立リンパ小節)．特に小腸には複数のリンパ小節が集まった
　①パイエル板(集合リンパ小節)
がみられ，粘膜上皮内には
　②M細胞
という特殊な形の細胞があります．
　腸管関連リンパ組織に進入した動脈は，毛細血管網をつくり，免疫細胞が血管外に出ることのできる
　③高内皮細静脈
という特殊な細静脈となり，その後，静脈に集まって，腸管関連リンパ組織を出ます．

腸管関連リンパ組織では，リンパ節と同様に，T細胞の活性化や，B細胞の分化と抗体分泌などの免疫反応が行われます．細胞たちの出入りとともに見ていきましょう．

腸管関連リンパ組織への流入

腸管内の抗原はM細胞によって取り込まれます．一方，高内皮細静脈から流入するものとして
　④ナイーブB細胞
　⑤ナイーブT細胞
が重要です．

T細胞の活性化

パイエル板のM細胞直下には樹状細胞が待ち受けており，M細胞から抗原を受け取り，分解します．そして，T細胞領域（⑥）にて流入したナイーブT細胞に情報を渡します．このようにしてナイーブT細胞は
　⑦樹状細胞から抗原提示
を受け，さらにサイトカインや共刺激分子のシグナルが加わると
　⑧エフェクターT細胞
へ分化します．なおエフェクター細胞となったヘルパーT細胞はB細胞を活性化し，抗体を産生させるプロセスに関与します．エフェクターT細胞はリンパ管（⑨）を通り感染部位へ運ばれます．

B細胞の分化と抗体産生

腸管から流入した抗原を捕らえたナイーブB細胞は
　⑩ヘルパーT細胞に抗原提示
することで活性化刺激を受け，B細胞領域（⑪）で増殖して
　⑫胚中心を形成
します．IgAを専門に産生するようにクラススイッチ [🔖32] したB細胞は，リンパ管から出て，胸管を経て血液中に入り，再び腸管粘膜へと戻ってきます(ホーミング)．その後
　⑬形質細胞
へ分化し
　⑭IgAを分泌
します．IgAは分泌型IgA（⑮）として腸管内に分泌されます．

30 粘膜関連リンパ組織（MALT）

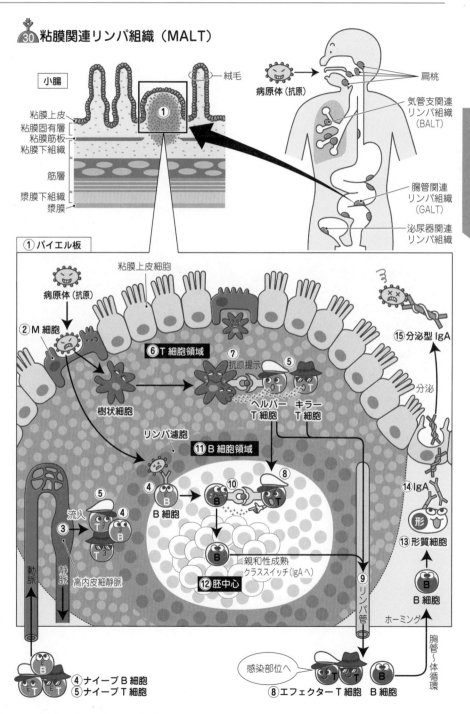

小腸

絨毛

粘膜上皮
粘膜固有層
粘膜筋板
粘膜下組織
筋層
漿膜下組織
漿膜

病原体（抗原）

扁桃

気管支関連
リンパ組織
（BALT）

腸管関連
リンパ組織
（GALT）

泌尿器関連
リンパ組織

① パイエル板

粘膜上皮細胞

病原体（抗原）

②M細胞

⑥T細胞領域

⑦抗原提示

⑤

⑮分泌型IgA

樹状細胞

ヘルパー
T細胞

キラー
T細胞

分泌

リンパ濾胞

⑪B細胞領域

④
B
B細胞

⑩
B

⑧
B
T

⑭IgA

形

流入

⑤
T

④
B

③

④
B
T

B

親和性成熟
クラススイッチ（IgAへ）

⑬形質細胞

⑨
リ
ン
パ
管

B
B細胞

動脈

静脈

高内皮細静脈

⑫胚中心

ホーミング

胸管
〜体循環

④ナイーブB細胞
⑤ナイーブT細胞

感染部位へ

T

B

⑧エフェクターT細胞　B細胞

国試を読み解こう！

▶ 免疫の場に関する問題

診療放射線技師国試 **65回午後3**
　免疫担当細胞の分化に関与するのはどれか．**2つ**選べ．
1. 胸腺
2. 骨髄
3. 副腎
4. 下垂体
5. 甲状腺

○1. 胸腺は，免疫担当細胞のうちT細胞が分化する組織で，ここで二段階の選択(正の選択，負の選択)を受けます．

○2. 骨髄は，免疫担当細胞だけでなく，赤血球や血小板なども含む全ての血球が分化する組織です．

×3. 副腎は，代謝の調節や男性化などを促すホルモンを分泌しています🔗62〉．

×4. 下垂体は，視床下部の指令を受けて，全身の内分泌臓器のホルモン分泌の調節を行っています🔗24〉．

×5. 状腺は，全身の代謝を調節するホルモンを分泌しています🔗44〉．

以上より正解は1と2です．

医師国試 **102回E11**
　腸管免疫で重要なのはどれか．
a. IgA
b. IgD
c. IgE
d. IgG
e. IgM

○a. IgAは，抗原が侵入しやすい腸管や気道，泌尿生殖器の粘膜において，分泌型IgAとして管腔内に放出され，粘膜免疫において重要な役割を果たしています．

×b. IgDは，現在のところ機能が明らかではありません．

×c. IgEは，肥満細胞などのFcε受容体と結合してⅠ型アレルギーに関与します．

×d. IgGは，感染後期に増加し，全身に広く分布します．病原体の中和やオプソニン化，補体の活性化など多彩な役割があります．

×e. IgMは，感染初期に一過性に増加します．補体を活性化する作用が強いです．

以上より正解はaです．

薬剤師国試　95回46

　ヒトの免疫組織に関する記述のうち，正しいものの組合わせはどれか.

a　骨髄には，全ての血液細胞の起源となる造血幹細胞が存在する.

b　未熟T細胞の多くは，胸腺においてネクローシスにより死滅する.

c　脾臓は，古くなったリンパ球の破壊のほか，二次リンパ器官（免疫反応の場）としての役割を有する.

d　リンパ節には，血液からリンパ球が入るための高内皮細静脈が存在する.

e　パイエル板のM細胞は，血液中の抗原を取り込み，抗原提示を行う.

1（a，b，c）　2（a，b，d）
3（a，c，d）　4（a，c，e）
5（b，c，e）　6（b，d，e）

○a．造血幹細胞から分化したものが，白血球や赤血球，血小板となります.

×b．胸腺で正の選択と負の選択を通過できなかった未熟T細胞は，アポトーシス（生理的に制御された細胞死）によって死滅します．ネクローシスとは，物理・化学的刺激などによる非生理的な細胞死です.

○c．脾臓の赤脾髄は老化した血球を破壊し，白脾髄はリンパ球の分化・活性化などの免疫反応の場となります.

○d．リンパ球は，リンパ節の傍皮質の高内皮細静脈から流入します.

×e．パイエル板のM細胞は，腸管内の抗原を取り込み，その直下にいる樹状細胞が抗原提示を行います.

　以上より正解は3です.

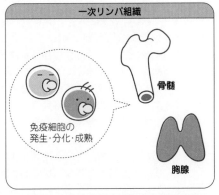

一次リンパ組織

免疫細胞の発生・分化・成熟

骨髄

胸腺

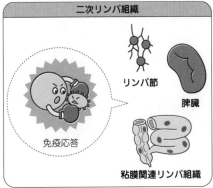

二次リンパ組織

免疫応答

リンパ節

脾臓

粘膜関連リンパ組織

4. 自然免疫と獲得免疫

　この章では，2章で紹介した免疫の構成因子たちが，3章で紹介した免疫の場を往来しながら，実際にどのようにはたらくのか見ていきます.

　まず，自己と非自己を隔てる体表面のバリアの機能を紹介します. 一見シンプルに見える皮膚や粘膜の表面は，生体防御の最前線であり，さまざまなしくみで非自己の侵入を阻止しています.

　このバリアが突破されると，いよいよ体内での免疫反応が始まります. 人体で起こる免疫反応は自然免疫と獲得免疫の2種類に分けられ，それぞれに異なる特徴があります. まずは，これらの特徴を把握しましょう.

　続いて，免疫反応の具体的なはたらきを確認します. ここからは免疫反応を一連のストーリーとして解説します. 免疫の代表的なはたらきとして，病原体から身体を守ることが挙げられますが，実は病原体（細菌，ウイルス，真菌，寄生虫など）の性質に応じて免疫のはたらき方も異なります. ここでは細菌とウイルスを例に挙げ，それぞれに対して自然免疫と獲得免疫がどのようにはたらくのか解説します.

　章末では，獲得免疫の特徴の一つである免疫記憶について解説します. 一度，感染した病原体にはかかりにくくなるという免疫の特徴から「記憶」という言葉が使われますが，実際は長期間にわたり生存する特殊なリンパ球のおかげで成り立っているしくみです. これに関連してワクチンのしくみも解説します.

　右ページのイラストは，本書のこれまでの章をまとめた内容になっています. 免疫反応の大まかな流れを把握し，内容の整理に役立ててください.

自然免疫と獲得免疫の全体像
▶ 免疫反応の流れを整理しよう

31 自然免疫と獲得免疫の全体像

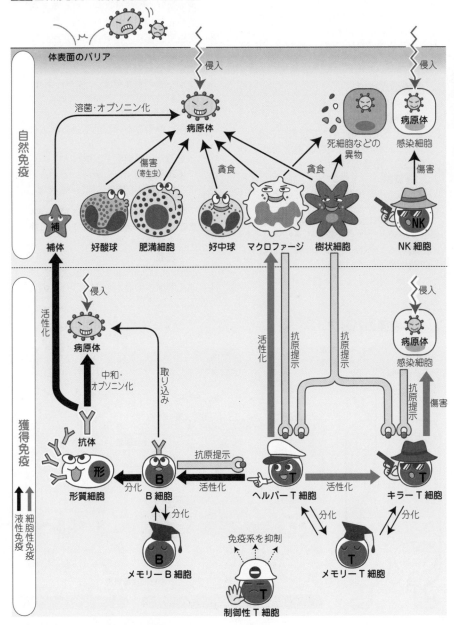

自然免疫と獲得免疫

体表面のバリア
▶ 非自己の侵入を防ぐ

　自己と非自己を隔てる皮膚や粘膜は，病原体などの非自己の攻撃を受けやすい組織です．このため病原体の侵入を防ぐ様々なしくみが発達しています．これらは病原体と出会う前から身体に備わっている，自然免疫 🔗68〉の一部です．

皮膚のバリア
　皮膚の表面の
　• 角質
は，上皮細胞（角化細胞）が幾重にも重なった，非常に頑丈な防護壁です．さらに，皮膚の表面に
　• 皮脂
を分泌し，角質層を保護しています．

　呼吸器，消化管，尿路，外陰部を覆う粘膜は，皮膚と比べると総じて薄くやわらかい組織です．そのかわり，皮膚にはないバリア機能をもっています．

粘膜のバリア
　粘膜の表面は，腺組織が産生する
　• 分泌液（涙，鼻汁，唾液，消化液など）
で覆われています．分泌液には漿液と粘液の2種類があり，漿液はさらさらしていて，病原体を洗い流すのに役立ちます．粘液は粘り気があり
　• ムチン
という糖蛋白を含みます．このムチンが粘膜の表面を覆い，保護します．
　これに加えて，分泌液には
　• リゾチーム
や酸，酵素などの殺菌成分も含まれています．
　気道粘膜の線毛上皮細胞は
　• 線毛運動
により病原体を体外へ押し戻します．

　粘膜上皮細胞の表面には糖鎖（糖が連なった構造）が結合しており，この糖鎖同士が連結して
　• 糖衣
を形成しています．この糖衣も物理的に病原体の侵入を防いでいます．

🏵32 体表面のバリア

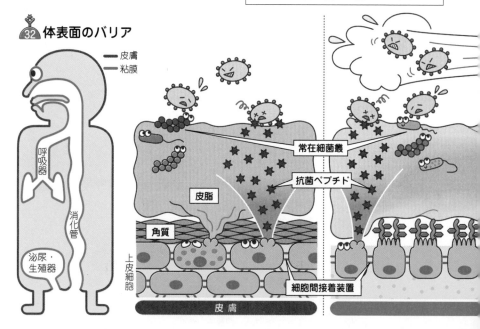

― 皮膚
― 粘膜

呼吸器

消化管

泌尿・生殖器

常在細菌叢

抗菌ペプチド

皮脂

角質

上皮細胞

細胞間接着装置

皮膚

皮膚と粘膜に共通のしくみもあります.

皮膚・粘膜共通のバリア

皮膚や粘膜の上皮細胞同士は
- **細胞間接着装置**

により隙間なく密着し,病原体が侵入しにくい構造をとっています.

また,皮膚や粘膜の細胞は
- **抗菌ペプチド**

という,病原体を攻撃する物質を分泌します.

このほか,以下のしくみもあります.

獲得免疫との連携

形質細胞が産生する免疫グロブリン ➡40〉の一種である
- **分泌型IgA**

は粘液中に豊富に存在し,体表面での病原体の排除に役立ちます（粘膜免疫）.

反射による生体防御

反射的な反応である
- **咳,くしゃみ**

は気道粘膜の病原体などを吹き飛ばし,体外へ排出するしくみです.

病原体に対抗するために,身体は病原性のない細菌も味方につけています.

常在細菌叢

皮膚や消化管,外陰部の粘膜の表面には,多くの
- **共生菌**

が生着していて,これを
- **常在細菌叢**

といいます.特に腸は細菌が生息しやすい環境であるため,1000種類以上の細菌が生着しているといわれています.

常在細菌叢の中で細菌同士は競合していて
- **共生菌は病原菌の発育を抑制**

します.

ほかにも共生菌は
- **免疫系の発達を促す**
- **栄養素の供給や吸収の補助**

など,有益な作用をもたらします.

自然免疫と獲得免疫

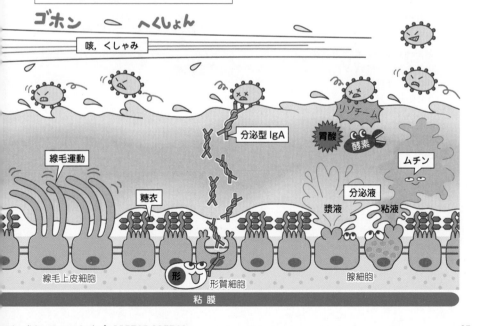

自然免疫と獲得免疫
▶ 生まれる前から，生まれたあとから

免疫のしくみには，大きく分けると自然免疫と獲得免疫の2種類があります．

自然免疫
誰もが生まれつきもっている免疫のしくみです．病原体が身体に侵入すると最初に反応します．

獲得免疫
病原体を認識することで始動し，効力が得られる免疫です．多様な病原体に対応できるように発達した免疫のしくみです．一部の動物だけがもち，進化の過程で得られた機能と考えられています．

これらの免疫のしくみの相違点を説明します．

主な担当因子
自然免疫を主に担当するのは
- マクロファージ
- 好中球，好酸球などの顆粒球
- 肥満細胞
- 樹状細胞
- NK細胞

などの細胞および補体です．

獲得免疫を主に担当するのは
- ヘルパーT細胞
- キラーT細胞
- B細胞，形質細胞

などのリンパ球です．

反応までの時間
自然免疫は
- 速やかに反応する

ことが特徴で，病原体が侵入すると直ちにはたらきます．

獲得免疫は，担当細胞の増殖や抗体産生などの段階を経て，ようやく効果を発揮するため
- 準備に時間を要する

反応です（2回目以降の感染では，免疫記憶により即座に反応する）．

多様性
自然免疫で病原体の認識を担うのは，パターン認識受容体 (PRRs) などで，受容体の種類は限られています．

獲得免疫では，B細胞やT細胞の遺伝子再構成〈30〉〈34〉により，病原体を認識するための
- 膨大な種類の受容体

がつくられ，様々な病原体に対応できます．これを多様性といいます．
自然免疫の受容体を既製服に例えるなら，獲得免疫の受容体はオーダーメイドの服と言えるでしょう．

特異性
自然免疫では病原体に共通する成分（病原体関連分子パターン (PAMPs) など）を認識するため，病原体の種類は細かく区別せず，大まかに攻撃します．

獲得免疫は，多様性のあるリンパ球の受容体のなかで，対象とする病原体に結合できる受容体をもつリンパ球のみが反応するしくみです．このように対応する相手が厳密に定まっていることを，特異性が高いといいます．この特性によって
- 特定の病原体のみを標的

として集中攻撃をかけます．

免疫記憶
自然免疫では，初めて侵入した病原体と，過去に侵入したことのある病原体への反応は概ね同じです．

獲得免疫については，一定の期間，侵入した病原体を認識する担当細胞や抗体を体内に保っておくことができます．そして同じ病原体が
- 再度侵入してきたときに素早く，かつ強力に反応

します．このしくみを免疫記憶〈78〉といいます．

自然免疫と獲得免疫を対比して説明しましたが，2つのしくみは連続的で，密接に関係しています〈70〉〈72〉．

33 自然免疫と獲得免疫

	自然免疫	獲得免疫
主な担当因子	好中球　マクロファージ　樹状細胞 好酸球　補体　NK細胞　肥満細胞	B細胞・形質細胞　抗体 ヘルパーT細胞　キラーT細胞
反応までの時間	速い	遅い
多様性	多様性がない（100種類以下） ……既製服のイメージ パターン認識受容体（PRRs）	多様性がある（数千万種類以上） 何でもかかってこい！ ……オーダーメイドの服のイメージ B細胞受容体（抗体）　T細胞受容体
特異性	特異性が低い 反応する 大まかな攻撃 病原体に共通する成分（病原体関連分子パターン）	特異性が高い 反応しない　反応する　反応しない 狙い撃ち それぞれの病原体に特有の成分（抗原）
記憶	免疫記憶なし 免疫反応 変化なし 初感染　再感染　日数	免疫記憶あり 免疫反応 増大 初感染　再感染　日数

自然免疫と獲得免疫

細菌に対する自然免疫
▶ 直ちに集まり，貪食や溶菌で応戦

ここからは，2章で説明した免疫を担当する因子が，実際にどのようにはたらくか説明します．

まずは，細菌が体内に侵入 (感染) した際に，自然免疫が力を発揮するまでの流れを見てみましょう．

1 細菌が体内に侵入すると，侵入部位 (感染巣) の**組織マクロファージ** 🔗26〉や**肥満細胞** 🔗24〉が**パターン認識受容体** (PRRs) を用いて，細菌がもつ**病原体関連分子パターン** (PAMPs) を認識します．PRRsの一つに**トール様受容体** (TLR: Toll-like receptor) があり，PAMPsにはリポ多糖やペプチドグリカン，フラジェリン，DNAなどがあります (例えばリポ多糖はTLR4，ペプチドグリカンはTLR2で認識される)．PAMPsは様々な細菌に共通する成分なので，「これは何かしらの細菌である」という大まかな認識です．

2 PAMPsを認識すると，組織内マクロファージは**ケモカイン**，**炎症性サイトカイン** 🔗44〉など，肥満細胞は**ケミカルメディエーター**などを放出します．

3 炎症性サイトカインやケミカルメディエーターが血管に作用すると**血管が拡張し**，**血管透過性が亢進**します．このため感染巣の近くでは血管内の好中球，マクロファージ，補体などの成分が組織に出ていきやすくなります．

4 ケモカインの作用で，血中の**好中球**や**マクロファージ**が**接着分子** 🔗50〉を発現して**遊出**し，感染巣へと**遊走**します．

こうして感染巣に，免疫反応を担当する細胞が集結します．いよいよ戦いの始まりです．

5 感染巣にたどり着いたマクロファージや好中球は，細菌を細胞内にまるごと取り込む**貪食**などの作用で細菌を処理します．

6 血中の**補体**も感染巣に到達し，**溶菌**の作用により細菌に穴をあけて処理します (膜侵襲複合体，MAC)．また，**オプソニン化**により食細胞による貪食を促進したり，好中球などの遊走を促す**走化因子**として作用したりします．

以上が細菌に対する自然免疫の大まかな流れです．

実際には，これと同時期に感染巣にいる樹状細胞も細菌を認識しており，獲得免疫の準備も並行して進んでいます 🔗74〉．自然免疫系の細胞たちがPRRsを用いて細菌を認識することは，獲得免疫の始動スイッチにもなるのです．

ここまでは感染巣とその周囲に起こる現象に注目してきましたが，炎症性サイトカインは血流に乗って全身に作用します．このため，細菌感染に伴って次のような症候が現れます．

7 好中球の骨髄における**分化**や，骨髄プールや辺縁プールから**血中への移動** 📄102〉を促進する作用があるため，血中の**好中球数**が上昇します．

8 肝臓に作用すると，**急性期蛋白質** (CRPなど) **の産生**が亢進します．

9 脳に作用すると，**プロスタグランジンE_2** (PGE_2) が産生され，視床下部の体温調節中枢に作用して発熱が生じます．

34 細菌に対する自然免疫

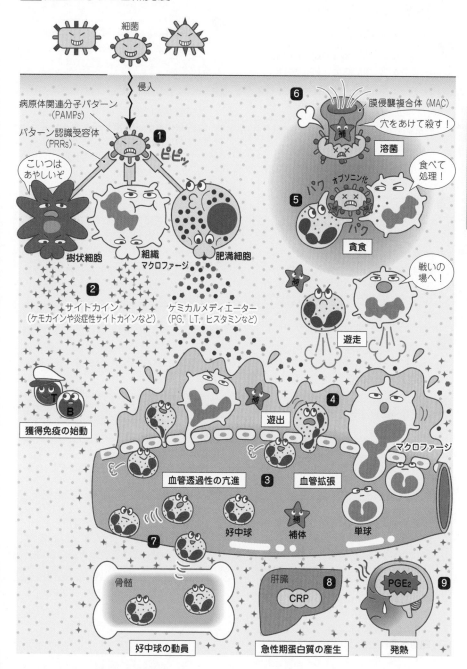

ウイルスに対する自然免疫
▶ 正常細胞を守り感染細胞を死に導く

ウイルスは細菌とは全く異なる病原体です.

1 　ウイルスはカプセルのような構造をしていて, 中に核酸 (DNAまたはRNA) をもちます. みずから増殖することはできず, **ほかの生物の細胞内に侵入**して増殖します. 増殖したウイルスは細胞外に出て別の新たな細胞に侵入 (感染) し, 感染が拡がります.

ウイルスに対して, 自然免疫がどのようにはたらくのか見てみましょう.

2 　ウイルスが細胞に侵入 (感染) すると, 感染細胞は**病原体関連分子パターン** (PAMPs) を細胞内の**パターン認識受容体** (PRRs) で認識します (例えばウイルスDNAはTLR9, ウイルスRNAはTLR3で認識される). 「何らかのウイルスに感染したようだ」という大まかな認識です.

3 　PAMPsを認識した感染細胞は, サイトカインの一種である**インターフェロン(IFN-β)** 📖44〉を産生します.

4 　細胞外に存在するウイルスや, ウイルスに感染して死んでしまった細胞は**樹状細胞** 📖28〉に貪食されます. 樹状細胞はウイルスをPRRsで認識して, **インターフェロン (IFN-α)** を分泌します.

5 　感染細胞や樹状細胞が産生するIFN-αとIFN-βは, Ⅰ型IFNとよばれ, 正常細胞に**抗ウイルス作用**をもたらします. 例えば, 細胞内でのウイルスの増殖を妨げる作用などです. こうしてウイルス感染の拡大を防ぎます.
　また, Ⅰ型IFNには, 後述する**NK細胞を活性化**する作用もあります.

ウイルスに対する自然免疫の重要な担い手として, NK細胞が挙げられます.

6 　**NK細胞**は, 感染細胞や樹状細胞が放出するケモカインを感知して, 血中から感染巣へと遊走します.

7 　感染巣にたどり着くと, NK細胞は感染細胞に出会います. 感染細胞は細胞の表面に**異常分子**を表出していたり, **MHCクラスⅠ分子が消失**していたりするため, 正常細胞と見分けがつきます.

8 　NK細胞は, 活性化受容体と抑制性受容体 📖38〉を用いて感染細胞を認識し, **アポトーシス (細胞死) を誘導**します.

細菌に対する自然免疫でみられる貪食や補体による攻撃だけでは, 細胞内に侵入したウイルスを排除することは困難です. このため, ウイルスに対する自然免疫では, **5** IFNにより正常細胞を感染から守り, **8** NK細胞により感染細胞をウイルスごと処理するしくみが重要になります.

以上がウイルスに対する自然免疫の大かな流れです. また, 樹状細胞などの自然免疫系の細胞がPRRsを用いてウイルスを認識することは, **9** 獲得免疫 📖76〉の始動にも必要です.
　最後に, 全身への影響をみてみましょう.

10 　樹状細胞はIFNに加え, 炎症性サイトカインも産生します. これが脳に作用すると, 細菌感染 📖70〉の時と同様に**プロスタグランジンE$_2$ (PGE$_2$)** が産生されて視床下部に作用し, **発熱**が生じます.

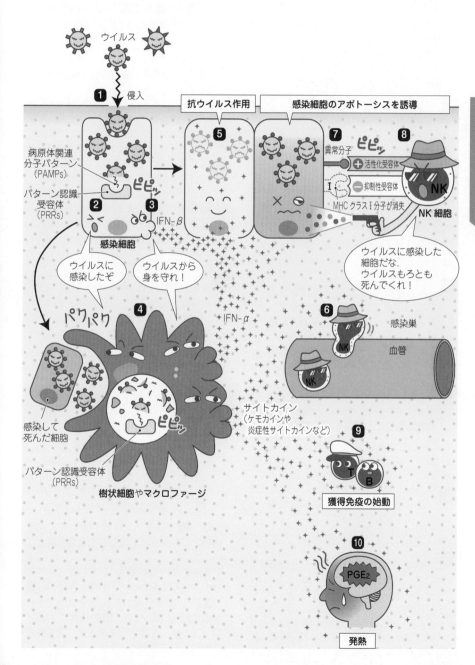 ウイルスに対する自然免疫

細菌に対する獲得免疫
▶ 特定の細菌を標的にした集中攻撃

　獲得免疫は，特定の病原体に的をしぼった特異的な免疫反応です．ここではある特定の細菌を「細菌X」として，細菌に対する獲得免疫の流れを説明します．
　まず，樹状細胞による抗原提示です．

1　細菌Xが侵入すると，侵入部位（感染巣）の樹状細胞が，これを貪食して分解します．樹状細胞は，これをヘルパーT細胞に知らせるために，二次リンパ組織へ移動します．

2　二次リンパ組織にたどり着くと，樹状細胞は分解した細菌Xの一部（ここではこれを「抗原X」とよびます）を**MHCクラスⅡ分子**に乗せて細胞外に差し出します．

3　樹状細胞のところには，様々な抗原に対応するヘルパーT細胞がやってきます．このなかで，抗原Xに結合するT細胞受容体をもつヘルパーT細胞のみが，樹状細胞の**抗原提示**を受けることができます．

4　樹状細胞は抗原提示の際，共刺激分子やサイトカインも用いて**ヘルパーT細胞の活性化と増殖**を促します．

　こうして増殖・活性化した抗原X担当のヘルパーT細胞は，感染巣と二次リンパ組織に分かれて免疫反応を進めます．

5　ヘルパーT細胞の一部は血流に乗り，感染巣から放出されるケモカインを感知して血管外へ遊走します．

6　感染巣では細菌Xを貪食した**マクロファージ**が抗原XをMHCクラスⅡ分子に乗せて差し出しています．抗原X担当のヘルパーT細胞は，このマクロファージの抗原提示を受けると，サイトカインを放出して**マクロファージを活性化**します．

7　マクロファージが活性化すると
• **貪食作用の亢進，殺菌能の増強**
により細菌Xを処理する能力が高まります．

　5〜**7**で述べた，T細胞が病原体の排除に主体的に関与するはたらきを**細胞性免疫**といいます．
　続いて，二次リンパ組織に残ったヘルパーT細胞のはたらきを見てみましょう．

8　二次リンパ組織にはB細胞も集まっており，このなかには抗原Xに結合する受容体（抗体）をもつB細胞が存在します．このようなB細胞は，受容体を介して細菌Xの一部を取り込み，これを分解してできた抗原Xを，**MHCクラスⅡ分子**に乗せて差し出します．

9　抗原X担当のヘルパーT細胞が，このB細胞に出会うと**抗原提示**を受け，サイトカインを放出して**B細胞の活性化と増殖**を促します．

10　活性化したB細胞の多くは親和性成熟，クラススイッチ〔32〕を経て**形質細胞**へと分化し，抗原Xに対する**抗体**を大量に分泌します．

11　抗体は血液や組織液，粘膜上の分泌液などの体液中に分布して細菌Xに結合します．そして中和，オプソニン化，補体活性化などの作用〔40〕で細菌Xの除去に寄与します．

　8〜**11**で述べた，体液中の抗体により病原体を排除するはたらきを**液性免疫**といいます．
　獲得免疫と自然免疫は独立したものではなく，相互に関わっています．例えば，**6**・**7**のヘルパーT細胞によるマクロファージの殺菌能の増強や，**11**の抗体によるオプソニン化，補体活性化などは，獲得免疫と自然免疫の連携といえます．

36 細菌に対する獲得免疫

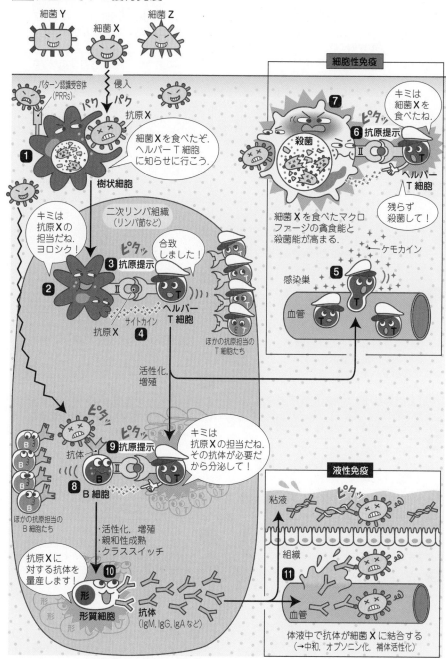

ウイルスに対する獲得免疫
▶ キラーT細胞が感染細胞を死に導く

ある特定のウイルスを「ウイルスY」として，その感染を例に，ウイルスに対する獲得免疫の流れを説明します.

1 ウイルスYが体内に侵入すると，細胞外のウイルスや，ウイルスに感染して死んだ細胞の一部は樹状細胞に貪食されます. これらを貪食した樹状細胞は，T細胞に知らせるために二次リンパ組織へ移動します.

2 二次リンパ組織にたどり着くと，樹状細胞は分解したウイルスYの一部（ここではこれを「**抗原Y**」とよびます）を**MHCクラスⅠ分子，MHCクラスⅡ分子の両方**に乗せて細胞外に差し出します.

3 樹状細胞のところには，様々な抗原に対応するT細胞がやってきます. このなかで，**抗原Yに結合するT細胞受容体をもつT細胞のみ**が，樹状細胞の**抗原提示**を受けることができます. その際，キラーT細胞はMHCクラスⅠ分子上の，ヘルパーT細胞はMHCクラスⅡ分子上の抗原Yを認識します.

4 樹状細胞は抗原提示の際，共刺激分子やサイトカインも用いて**T細胞の活性化と増殖**を促します.

こうして抗原Y担当のヘルパーT細胞が活性化・増殖します.

続いて，ヘルパーT細胞は，抗原Yを担当するキラーT細胞やB細胞がはたらけるよう手助けします.

5 抗原Y担当のヘルパーT細胞は，**抗原Y担当のキラーT細胞を活性化**します. キラーT細胞は樹状細胞の抗原提示に加え，ヘルパーT細胞からの刺激も受けて活性化・増殖します.

6 活性化したキラーT細胞は血流に乗り，感染巣から放出されるケモカインを感知し血管外へ遊走します.

7 感染巣では，**感染細胞が抗原YをMHCクラスⅠ分子**に乗せて差し出し，自分が感染細胞であることを知らせます. 抗原Y担当のキラーT細胞は，この感染細胞の抗原提示を受け，**感染細胞のアポトーシスを誘導**します.

5～**7**で述べた，T細胞が病原体の排除に主体的に関与するはたらきを**細胞性免疫**といいます. ウイルス感染では病原体の多くが細胞内に存在するため，キラーT細胞の役割が特に重要になります.

続いて，ヘルパーT細胞によるB細胞の活性化を見てみましょう.

8 二次リンパ組織には，**抗原Yに結合する受容体をもつB細胞**が存在します. このB細胞はウイルスY（またはその一部）を細胞内に取り込み，抗原YをMHCクラスⅡ分子に乗せて差し出しています.

9 抗原Y担当のヘルパーT細胞は，このB細胞から**抗原提示**を受け，サイトカインを放出して**B細胞の活性化と増殖**を促します.

10 活性化したB細胞の多くは，親和性成熟，クラススイッチ（🔁32）を経て形質細胞へと分化し，抗原Yに対する**抗体**を大量に分泌します.

11 抗体は，血液や組織液，粘膜上の分泌液などの体液中に分布して，細胞から出てきたウイルスYに結合します. そして，中和，オプソニン化，補体活性化などの作用（🔁40）でウイルスYの除去に寄与します.

8～**11**で述べた，体液中の抗体により病原体を排除するはたらきを**液性免疫**といいます.

37 ウイルスに対する獲得免疫

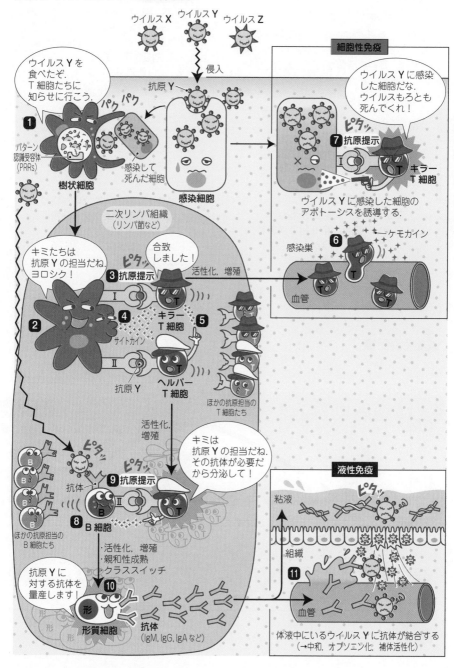

自然免疫と獲得免疫

免疫記憶
▶ 一度あったことは忘れない

先のページで述べた通り，1回目の感染の際には獲得免疫の始動に時間がかかります．では，同じ病原体が再び侵入してきたときに，獲得免疫がどのようにはたらくのか比較しながら見てみましょう．

1回目の感染

病原体が侵入すると，自然免疫とともに獲得免疫の準備が始まります．しかし，1回目の感染における獲得免疫の始動，すなわち

• **ナイーブ細胞が**
エフェクター細胞に分化

して増殖し，免疫反応を起こすまでには1週間以上かかります．ナイーブ細胞は，病原体に遭遇したことがない「うぶ (naive) な細胞」なので，直ちに反応することができず，準備に時間がかかるのです．

感染の記憶

感染に際して活性化したエフェクターB細胞の多くは，抗体を産生する形質細胞へと分化し，IgMが最初に分泌され，続いて病原体と結合しやすいIgGが分泌されます．残りのエフェクターB細胞は

• メモリーB細胞

へと分化します．

また，エフェクターT細胞へと分化したものの一部は

• メモリーT細胞

へと分化します．

病原体を排除し免疫反応が終わると，大部分のエフェクター細胞は死滅してしまいます．しかし

• **メモリー細胞は長期間生存**

して次の感染に備えます．

38 免疫記憶

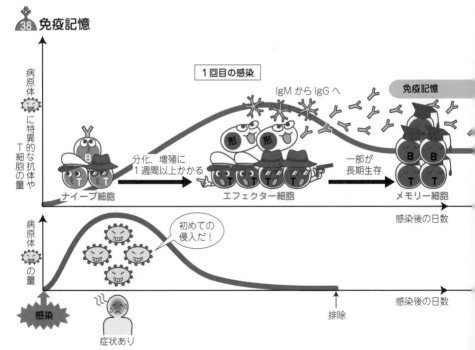

2回目以降の感染

　同じ病原体が再び体内に侵入すると，今度は，主に

- **メモリー細胞が**
  エフェクター細胞に分化

して増殖します．メモリー細胞はナイーブ細胞よりも多く用意されており，エフェクター細胞への分化も速いことから，初感染時と比べると

- **獲得免疫の立ち上がりが速く**
- **効果が強い**

のが特徴で，数日以内に効力を発揮します．

　これに加えて

- **侵入する病原体の量が少なくても**
  免疫反応が起こる
- **親和性の高い抗体**
  （病原体と結合しやすいIgG）**が産生される**

という特徴があります．

　このため，病原体が増殖する前に強力に抑えこむことができます．

　以上のしくみにより，過去に侵入したことのある病原体に対しては，獲得免疫が素早く強力に対処できます．この免疫のはたらきを利用したものが，病原体に対するワクチンです．

ワクチンによる免疫記憶の誘導

　ワクチンとは

- **特定の病原体の成分**

を人体に無害な形に加工したものです（弱毒化した病原体，死んだ病原体，病原体の一部，遺伝子組み換え産物など）．これを接種することで，感染と似た状況を人工的につくり出して

- **獲得免疫をあらかじめ成立**

させ，メモリー細胞をたくさんつくらせておきます．

　この状態で感染が起こると素早く強力に対処できるため

- **特定の感染症の発症や**
  重症化を防ぐ

ことができます．

自然免疫と獲得免疫

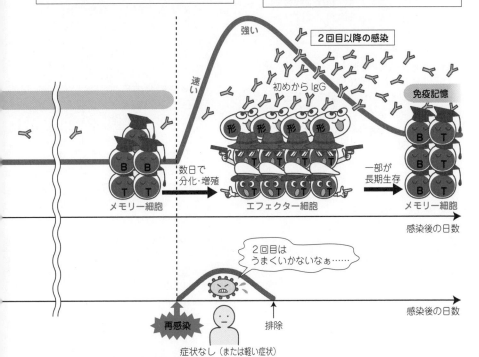

国試を読み解こう！
▶ 自然免疫と獲得免疫に関する問題

医師国試　110回B14
自然免疫に関与するのはどれか．
a．NK細胞
b．形質細胞
c．ヘルパーT細胞
d．細胞傷害性T細胞
e．Bリンパ球(B細胞)

○a．NK細胞は，自然免疫に関与する細胞です．リンパ球でありながら抗原特異的な受容体をもたず，非特異的にウイルス感染細胞などを破壊します．

×b．形質細胞は，獲得免疫に関わる細胞です．抗原特異的な抗体を分泌する機能をもちます．

×c．ヘルパーT細胞は，獲得免疫の司令塔となる細胞です．抗原情報を受け取ったあと，B細胞やマクロファージ，キラーT細胞を抗原特異的に活性化します．

×d．細胞傷害性T細胞 (キラーT細胞) は，獲得免疫に関わる細胞です．抗原特異的にウイルス感染細胞などを破壊します．

×e．B細胞は，獲得免疫に関わる細胞です．B細胞受容体(抗体)は抗原と特異的に結合し，ヘルパーT細胞からの指令を受けて形質細胞へと分化します．

以上より正解は a です．

薬剤師国試 95回58 (一部改題)
感染症と免疫反応に関する記述のうち，正しいものの組合せはどれか．
a　細菌表面にオプソニンが結合すると，マクロファージや好中球による貪食が促進される．
b　アナフィラトキシンは，好中球の脱顆粒を誘導する．
c　細菌侵入の局所に最初に集積する細胞は，リンパ球である．
d　感染時にマクロファージから産生される主なサイトカインは，インターロイキン-1 (IL-1) と腫瘍壊死因子 α (TNFα) である．

1 (a，b)　　2 (a，c)
3 (a，d)　　4 (b，c)
5 (b，d)　　6 (c，d)

○a．細菌などに結合し，貪食作用を促進する物質を「味付け」という意味で「オプソニン」といい，抗体や補体などが挙げられます．

×b．アナフィラトキシンとは，活性化した補体成分のうち，C3aとC5aのことで，肥満細胞と好塩基球の脱顆粒 (ヒスタミン分泌) を促します．

×c．細菌が侵入したときに，まず集積するのはマクロファージや好中球などの自然免疫を担う細胞です．

○d．IL-1やTNF-α は，好中球などを活性化し炎症をひき起こす作用がある炎症性サイトカインです．

以上より正解は 3 です．

診療放射線技師国試 63回午後3（一部改題）
　　細胞性免疫と最も関連が深いのはどれか.
1. 抗体
2. 補体
3. B細胞
4. 移植免疫
5. NK細胞

×1. 抗体は，液性免疫の中心となってはたらきます.

×2. 補体は自然免疫に関わるほか，活性化経路の一つである古典経路が補体と抗体との結合から始まるため，液性免疫とも関わりがあります.

×3. B細胞は，液性免疫の中心となる抗体を産生する作用をもちます.

○4. 移植片の細胞に対する拒絶反応には，キラーT細胞による細胞性免疫が関わります.

×5. NK細胞は，自然免疫に関わる細胞です.

以上より正解は4です.

あん摩マッサージ指圧師国試 23回36
　液性免疫にかかわるのはどれか.
1. B細胞
2. 細胞傷害性T細胞
3. 好中球
4. NK細胞

○1. B細胞は，抗体を分泌する形質細胞へと分化し，液性免疫の中心的な役割を果たしています.

×2. 細胞傷害性T細胞（キラーT細胞）は，ウイルス感染細胞などを抗原特異的に破壊し，細胞性免疫に関与する細胞です.

×3. 好中球は，自然免疫に関与する細胞です.

×4. NK細胞は，自然免疫に関与する細胞です.

以上より正解は1です.

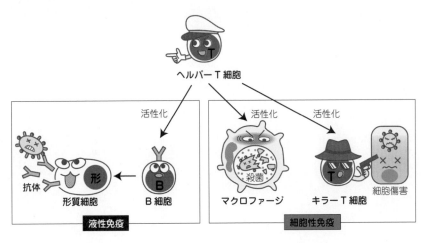

5．免疫・炎症の検査

INTRO

　この章では，免疫学に関する検査のうち，代表的なものをいくつか示します．生体内において獲得免疫により生じている抗原抗体反応を，生体外で検査の手法に用います．それにより，採取した検体中に微量に含まれる抗原や抗体を検出することができます．感染症やアレルギー，自己免疫疾患などの診断，血液型の判定，妊娠の診断などの臨床医学の分野だけでなく，生物学や薬学など様々な分野で利用されています．

　まず，体内に侵入した病原体などの抗原の存在を調べる抗原検査と，何らかの免疫反応により体内で産生された抗体の存在を調べる抗体検査を説明します．アレルギーの診断に特有の検査をまとめたアレルギーの検査や，自己免疫疾患の診断などを目的に行う自己抗体の検査は，6章の各疾患のページと並行して読むことで理解が深まるでしょう．

　また，炎症という反応には，主として自然免疫のはたらきが関わっています．炎症が体内で生じていることを示す炎症マーカーについても説明します．

郵便はがき

1078790

123

（受取人）
東京都港区南青山3-1-31
KD南青山ビル

メディック　メディア行

|ılıl·ıl·ıllı·lıl·ıl·llı·lılıllılılıllılılıllıllıllıl|

イメカラ

フリガナ 氏　名		男　・　女 （　　　歳）
住　所	〒 　　　　　　TEL　　　　（　　　　）	
e-mail		新刊案内などのお知らせメールを お届けしてよろしいでしょうか？ Yes ／ No
ご職業	□学生　（　　　　　　年・既卒）　　　　□教員 □専門職（資格名　　　　　　　　　　　）□その他（　　　　　　　）	
	学校名　　　　　　大学・短大　　　　　　学部 　　　　　　　専門・高校　　　　　　学科	
	お勤め先　　　　　　　部署名	

「あなたの声」お聞かせください！

アンケートは右記QRコードからもお送りいただけます ▶ ▶ ▶

―― イメカラ（イメージするカラダのしくみ）免疫　第1版 ――

アンケート回答者の中から，毎月抽選で若干名様に1,000円分の図書カードを進呈します．
※当選者の発表はプレゼントの発送をもってかえさせていただきます．

1 本書を何で知りましたか？（複数回答可）
1. 書店店頭で見て
2. インターネット書店
3. 弊社WEBサイトを見て
4. 広告を見て
5. 友人・先輩の薦め
6. 学校の先生の薦め
7. 学校での一斉購入
8. その他（　　　　　　　　　　　　　）

2 本書をいつ，どこで購入しましたか？
お買い上げ時期：　　　　年　　　　月頃　書店名：

3 あなたにとって本書の難易度はどの程度でしたか．○をつけてください．
やさしすぎる　やさしい　ちょうどいい　むずかしい　むずかしすぎる

4 本書の中で最も気に入ったページは何ページですか．
p.
理由

5 本書の中で最も分かりづらかったページは何ページですか．
p.
理由

6 本書の改訂時に新たに加えてほしいと思う内容があればご記入ください．

7 その他何かご感想がありましたらご記入ください．

ご協力ありがとうございました．　ISBN 978-4-89632-856

イメージするカラダのしくみ

イメカラ

Visualizing Human Body

イメージ して 理解する！

解剖生理

主要疾患もわかる！

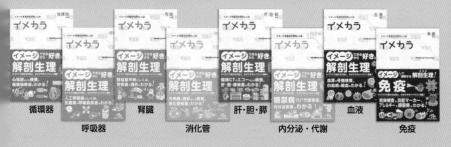

循環器

呼吸器

腎臓

消化管

肝・胆・膵

内分泌・代謝

血液

免疫

読む！見る！わかる！ イメージ

①

手にとるようにわかる
立体的解剖図

正確な解剖とシンプルな表現を両立しています。

『イメカラ 内分泌・代謝』
P.26-27 ……………》

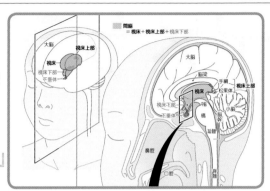

③

基礎的な知識を広く
カバーする
チャットページ

初学者がつまづきがちなポイントについて、会話形式でやさしく解説しました。

『イメカラ 肝・胆・膵』
P.48-49 ……………》

⑤

正常と対比して理解を深める
「疾患編」

主要な疾患が生じるしくみを丁寧に解説。身体の中で起こっている変化から、正常の解剖生理を復習できます。

『イメカラ 呼吸器』
P.124-125 ……………》

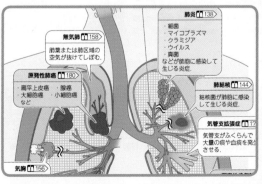

するカラダのしくみ『イメカラ』

❷
からだの**機能**を
キャラクターたちで
表現

ミクロの世界の細胞や物質をキャラクターで表現。動きのあるイラストでイメージがふくらみます。

『イメカラ血液』
P.10-11 ················>

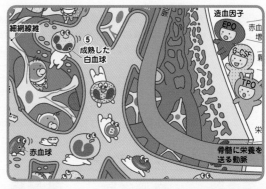

❹
検査と生理を
リンクして理解！

さまざまな検査の方法やしくみについて基礎から学べるので、実習の際にも大いに役立ちます。

『イメカラ循環器』
P.86-87 ················>

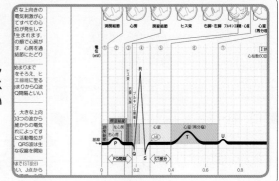

ここまで学んだ知識で

「国試を読み解こう！」
**医師、看護師、薬剤師、管理栄養士、
介護福祉士、PT、OT** など、
計**15**種類の国試を基に制作

看護師国試93A11
　部位と流れる血液との組合せで正しいのはどれか。
　1．肺動脈－動脈血
　2．肺静脈－静脈血
　3．右心房－動脈血
　4．左心室－動脈血

×1．肺動脈には静脈血が流れます。
×2．肺静脈には動脈血が流れます。
×3．右心房には静脈血が戻って来ます。
○4．左心室は動脈血を全身に送り出します。
　以上より正解は4です。

今までこんなに分かりやすいものがなかったので、「初めて理解しやすい!!」と感じたのがこの本でした。難しい内容でも本の理解のしやすさと詳細さを兼ねそなえていることを実感します。(N.K.さん)

ブランクがあり、現在消化器内科のクリニックで勤めており、忘れかけていた解剖や疾患理解も改めて理解し深めることができました。とても分かりやすくスタッフで共有しています。(M.M.さん)

絵が可愛らしいので読み進めるのが楽しく、曖昧な基礎知識も明確にすることができた。国家試験問題の記載もあるため、確かめる作業にとても適していると思いました。友人にも薦めました。(S.N.さん)

『イメカラ』シリーズラインアップ

イメカラ 循環器 第1版 A5判 142頁
定価1,540円(本体1,400円+税10%)
2010年4月発行

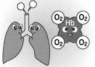

イメカラ 呼吸器 第1版 A5判 198頁
定価1,760円(本体1,600円+税10%)
2011年6月発行

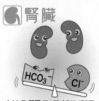

イメカラ 腎臓 第1版 A5判 170頁
定価1,650円(本体1,500円+税10%)
2012年5月発行

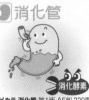

イメカラ 消化管 第1版 A5判 220頁
定価1,870円(本体1,700円+税10%)
2013年11月発行

イメカラ 肝・胆・膵 第1版 A5判 240頁
定価1,980円(本体1,800円+税10%)
2016年1月発行

イメカラ 内分泌・代謝 第1版 A5判 280頁
定価2,090円(本体1,900円+税10%)
2017年12月発行

イメカラ 血液 第1版 A5判 210頁
定価1,870円(本体1,700円+税10%)
2019年11月発行

イメカラ 免疫 第1版 A5判 160頁
定価1,650円(本体1,500円+税10%)
2021年11月発行

シリーズ続刊は鋭意制作中!
- 神経
- 総論
- 病原微生物

15種類の国家試験問題を掲載!
医師、看護師、薬剤師、歯科医師、救急救命士、臨床検査技師、診療放射線技師、臨床工学技士、管理栄養士、理学療法士、作業療法士、介護福祉士、柔道整復師、はり師・きゅう師、あん摩マッサージ指圧師、医学CBT

イメカラ公式WEBサイト
https://imekara.medicmedia.com

簡単に作れるペーパークラフトを公開中!
肺区域 肝区域

MEDIC MEDIA 株式会社 メディックメディア 〒107-0062 東京都港区南青山3-1-31 KD南青山ビル 営業部TEL 03-3746-0284 FAX 03-5772-8875

免疫・炎症の検査の全体像
▶ 様々な検査の俯瞰図

39 免疫・炎症の検査の全体像

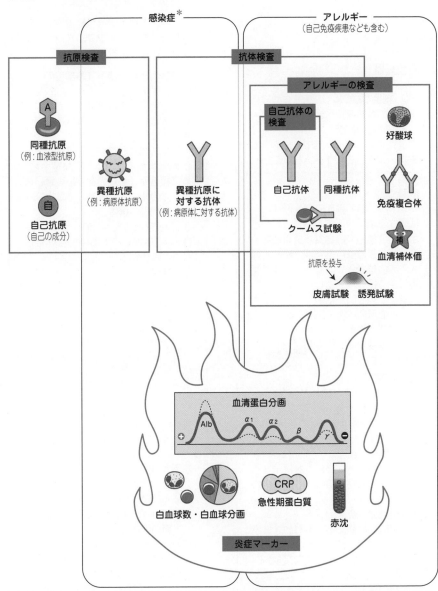

免疫・炎症の検査

*感染症の原因となっている病原体を同定する方法には、抗原検査や抗体検査などの免疫学的検査のほかに、病原体の遺伝子を増幅させて検出する PCR 法（ポリメラーゼ連鎖反応法）や培養検査、顕微鏡検査などもある。

抗原検査
▶ 抗原の有無を確認する検査

体内に侵入した病原体や，抗原となり得る物質の有無や量を，抗原抗体反応を用いて確認する検査が抗原検査です．対象とする抗原を，異種抗原，同種抗原，自己抗原に分類して見ていきましょう．

異種抗原
ヒトとは異なる種，すなわちウイルス・細菌・真菌などの病原体や異種蛋白質の存在を調べます．
• **感染症の診断**
によく用いられています(一般的に「抗原検査」というと，これを指すことが多い)．

同種抗原
ヒトという同種間でも，個体ごとに異なる遺伝的形質をもつことなどから，同種由来の物質が抗原となることがあります．例えば，輸血で他人の赤血球が入ってくると，免疫反応による副作用を生じることがあります．これを防ぐために，輸血に用いる赤血球の抗原(A抗原やB抗原など)を
• **血液型検査(オモテ試験)**
で調べます．

自己抗原
自己由来の蛋白質などの存在を，検査用の抗体を用いて調べることがあります．胎盤で合成されるhCG(ヒト絨毛ゴナドトロピン)を検出する
• **妊娠の診断**
便中のヒトヘモグロビンを検出することで，大腸癌検診などに利用される
• **便潜血検査** ▶113〉
自己細胞の表面にある特異的な抗原によって細胞を分類する
• **表面マーカー(CD)検査** ⟋82〉
その他，各ホルモンの定量など，様々な分野の検査に用いられます．

抗原検査の手法には数多くの種類がありますが，ここではその一つである免疫クロマトグラフィを紹介します．

免疫クロマトグラフィ
液体をセルロース膜に滴下すると，膜上を移動する毛細管現象を利用した検査で，インフルエンザ迅速検査などに応用されています．

液状の検体を滴下する部位のセルロース膜上に
①色素で**標識した抗体**
が準備されています．調べる抗原に特異的に結合する抗体です．
検体に抗原が存在する場合，抗原と標識抗体(①)の一部が結合し，その複合体(②)が膜上を移動します．その先には，抗原に特異的な
③**捕捉用の抗体**
が固定されています(テストライン)．複合体(②)がここで集中的に捕捉されると着色粒子が濃縮されて
• **発色**
し，抗原抗体反応が起こったことを目視で確認することができます(陽性)．

テストラインの先には，標識抗体(①)を捕捉する抗体(④)が固定されており(コントロールライン)，抗原の有無に関わらず発色します．検体がテストラインを通過して正しく検査されたことをここで確認します．

同種抗原の検出法の一例として，赤血球の抗原を調べるオモテ試験があります．

オモテ試験 ⟋86〉
検体の赤血球に，A抗原に対する抗体(抗A抗体)やB抗原に対する抗体(抗B抗体)を加え，抗原抗体反応により
• **赤血球が凝集**
するかを確認します．例えば，A型の赤血球の場合，抗A抗体を加えたときのみ凝集します(陽性)．

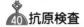

40 抗原検査

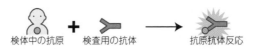

検体中の抗原 ＋ 検査用の抗体 → 抗原抗体反応

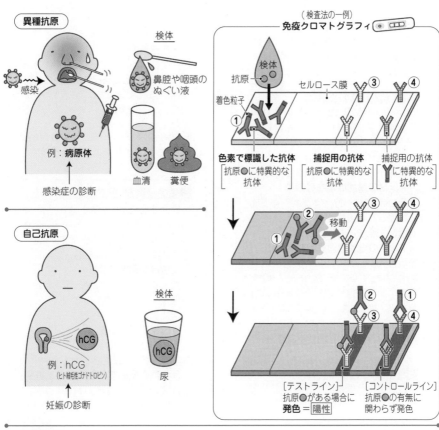

【異種抗原】

感染

例：病原体

感染症の診断

検体

鼻腔や咽頭のぬぐい液

血清　糞便

（検査法の一例）

免疫クロマトグラフィ

検体

抗原

セルロース膜 ③ ④

着色粒子 ①

色素で標識した抗体
[抗原●に特異的な抗体]

捕捉用の抗体
[抗原●に特異的な抗体]

捕捉用の抗体
[Yに特異的な抗体]

② 移動

① ③ ④

② ①

③

④

[テストライン]
抗原●がある場合に
発色＝陽性

[コントロールライン]
抗原●の有無に
関わらず発色

【自己抗原】

hCG

例：hCG
（ヒト絨毛性ゴナドトロピン）

妊娠の診断

検体

hCG

尿

【同種抗原】

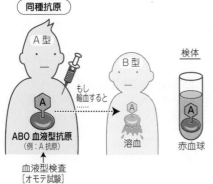

A型

もし
輸血すると

B型

A

A

溶血

ABO血液型抗原
（例：A抗原）

血液型検査
[オモテ試験]

検体

A

赤血球

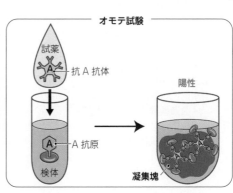

― オモテ試験 ―

試薬

抗A抗体

A 抗原

A抗原

検体

陽性

凝集塊

抗体検査
▶ 抗体の有無を確認する検査

抗体検査は，何らかの免疫反応により体内で産生された抗体の存在を，抗原抗体反応を用いて確認する検査です．対象とする抗体を，異種抗原に対する抗体，同種抗原に対する抗体，自己抗原に対する抗体に分類して見ていきましょう．

異種抗原に対する抗体

ウイルスや細菌など，ヒトとは異なる種である病原体や異種蛋白質（異種抗原）が侵入すると，その抗原に特異的な抗体がつくられます．IgMは病原体の感染初期に増加するため

• **IgMの増加は現在の感染**

を示します．一方，IgGは感染後期に増加し，半減期が長く，感染症の治癒後も産生され続けるため

• **IgGの増加は過去の感染**

を示します（病原体にもよるが，数カ月から数年，数十年にわたって検出されることもある）．また，発症早期と回復期（発病後14〜21日）の血清をペア血清といい，回復期の抗体価が4倍以上上昇した場合に，その病原体の感染症と診断できます．

同種抗原に対する抗体

ヒトという同種間で免疫反応を起こし得る抗原（同種抗原）に対してつくられる抗体は

• **同種抗体**

といいます．例えば，赤血球のABO血液型抗原に対して先天的にもっている規則抗体や，それ以外の赤血球抗原に対して先天的あるいは輸血や妊娠をきっかけにつくられる不規則抗体があります．規則抗体は

• **血液型検査**（ウラ試験）**◯86**

不規則抗体は

• **不規則抗体検査 ◯176**

で，それぞれ輸血前に調べます．

自己抗原に対する抗体

自己寛容 **▣14** のしくみにより，通常は自己由来の成分（自己抗原）に対しては免疫反応が起こりません．しかし，膠原病などの自己免疫疾患では，自己抗原に反応する

• **自己抗体 ▣90**

が産生されるため，その測定は

• **膠原病などの自己免疫疾患の診断**

に用いられます（ただし，他の疾患や健常者でも陽性になることがある）．

抗体検査の手法の一例として酵素免疫測定法があり，ウイルスに対する抗体や自己抗体の検査などに用いられます．

酵素免疫測定法（ELISA）

酵素免疫測定法（ELISA：enzyme-linked immunosorbent assay）の方式の一つを紹介します．検査用プレートに，調べる抗体（Xとする）に特異的な

①**抗原が固定**（固相化）

されており，検体（血清）を加えると抗体Xは抗原と結合します（②）．

次に

③**酵素で標識した**

抗ヒトグロブリン抗体（抗体に対する抗体）

を加えて抗体Xに結合させ（④）

⑤**酵素と反応すると発色する基質**

を加えます．抗体Xが存在する場合は発色し（陽性），その濃さから抗体Xの量もわかります（抗体Xが存在しない場合は，基質を加える前に行う洗浄で酵素標識抗体が取り除かれるので発色しない）．

同種抗体の検出法の一つに，不規則抗体を調べる間接クームス試験があります．

間接クームス試験 ◯88

検体（血清）に，不規則抗体に特異的な抗原をもつ検査用赤血球と，抗ヒトグロブリン抗体を混合します．

• **赤血球が凝集**

すれば不規則抗体が存在します（陽性）．

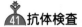 **抗体検査**

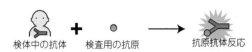

検体中の抗体 ＋ 検査用の抗原 → 抗原抗体反応

免疫・炎症の検査

異種抗原に対する抗体

感染

例：**病原体に対する抗体**

検体

血清

↑
感染症の診断
（IgM→現在の感染　IgG→過去の感染）

自己抗原に対する抗体

自己抗体

検体

血清

↑
膠原病などの
自己免疫疾患の診断

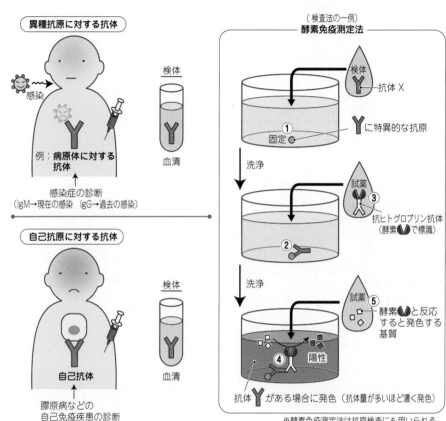

（検査法の一例）
酵素免疫測定法

検体

抗体 X

Y に特異的な抗原

① 固定

洗浄

②

試薬 ③
抗ヒトグロブリン抗体
（酵素で標識）

洗浄

試薬 ⑤
酵素と反応
すると発色する
基質

④ 陽性

抗体 Y がある場合に発色（抗体量が多いほど濃く発色）

※酵素免疫測定法は抗原検査にも用いられる.

同種抗原に対する抗体

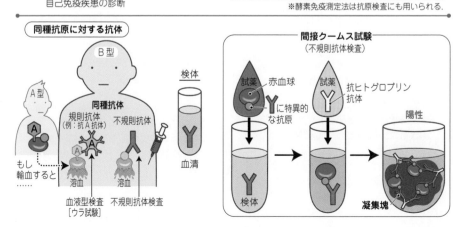

A型

B型

検体

血清

同種抗体

規則抗体
（例：抗A抗体）

不規則抗体

もし
輸血すると
……

A

溶血

溶血

血液型検査
［ウラ試験］

不規則抗体検査

間接クームス試験
（不規則抗体検査）

試薬　赤血球

試薬　抗ヒトグロブリン抗体

に特異的な抗原

陽性

検体

検体

凝集塊

アレルギーの検査
▶ 各アレルギーの検査手法

　Ⅰ～Ⅳ型アレルギーを診断する様々な検査を順に見ていきましょう.

Ⅰ型アレルギーの検査
　Ⅰ型アレルギー🔲102 >では, IgEが血液中に増加するため, これを調べます. 全てのIgEの総和である
- **総IgE (非特異的IgE)**

が高値の場合は, Ⅰ型アレルギーの関与が疑われます. さらに, 個別の抗原に対する
- **特異的IgE**

の定量でアレルゲンを同定します.

　Ⅰ型アレルギーの症状は, 肥満細胞に結合したIgEに抗原が結合してヒスタミンなどが放出されることにより即時に現れます. この病態を皮膚を用いて確認する検査を
- **皮膚試験**

といいます. 抗原液を滴下して針で浅く刺すプリックテスト, 針で皮膚を引っかいた箇所に抗原液を滴下するスクラッチテストなどがあり, 15分後に生じる発赤や腫脹の大きさからアレルゲンを同定します.
　抗原を実際に投与して, Ⅰ型アレルギー症状を再現する検査は
- **誘発試験 (負荷試験)**

といいます. 例えば, アレルギー性鼻炎の診断では抗原液を滴下した濾紙を鼻粘膜に置き, 食物アレルギーの診断では疑われる食物を少しずつ摂取し, 症状を注意深く観察します.

　肥満細胞はサイトカインやケモカインも放出し, 好酸球が炎症部位により寄せられるため, 血液中の
- **好酸球**

が増加します. アレルギー性鼻炎では鼻汁中に好酸球が検出されます.

Ⅱ型アレルギーの検査
　Ⅱ型アレルギー🔲104 >で細胞の傷害をひき起こす抗体を
- **抗体検査**

で調べます. また, 自己免疫性溶血性貧血などの診断には, 赤血球と結合する抗体の存在を凝集反応によって確認する
- **クームス試験**◎88 >

が用いられます.

Ⅲ型アレルギーの検査
　Ⅲ型アレルギー🔲106 >の検査には, 原因抗原に特異的な抗体や自己抗体を検出する
- **抗体検査**

や, その抗体と抗原が結合して組織に沈着し組織傷害をひき起こす
- **免疫複合体**

の増加を測定する検査があります. 免疫複合体が増加すると血液中の補体が消費されるため
- **血清補体価**

が低下します.

Ⅳ型アレルギーの検査
　Ⅳ型アレルギー🔲108 >は, 感作T細胞 (Th1細胞) が樹状細胞から抗原提示を受けたあとに, マクロファージやキラーT細胞を活性化することによって症状が現れる遅延型アレルギーです. この病態を皮膚を用いて確認する検査が
- **皮膚試験**

です. 抗原を含んだパッチテープを健常皮膚に貼付するパッチテストは, アレルギー性接触皮膚炎の原因検索に用いられ, 結核菌の成分を皮内注射するツベルクリン反応検査では結核菌感染の有無を調べます. 48時間後に生じる発赤および硬結で判定します.

42 アレルギーの検査

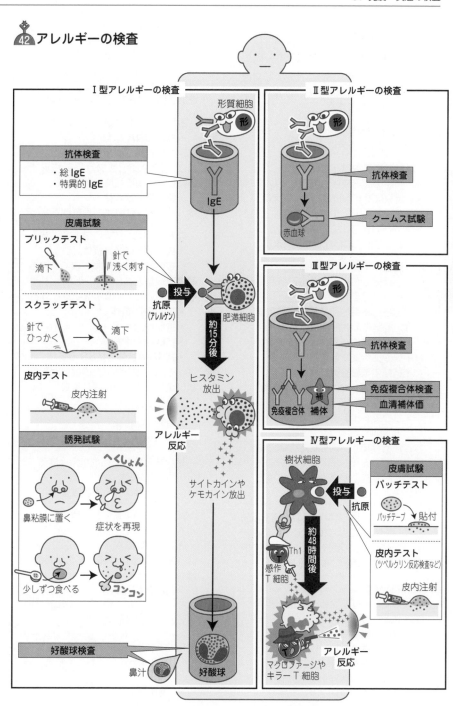

免疫・炎症の検査

自己抗体の検査
▶ 抗体の染色パターンで見極める

自己由来の成分（自己抗原）に反応する自己抗体の検査は，膠原病などの自己免疫疾患の診断の一助となります．

自己抗体の分類
自己抗体は2種類に分けられます．

• 臓器特異的自己抗体
は，特定の臓器だけに発現している自己抗原に対する抗体です．例えば，バセドウ病 🕮130 では，甲状腺に存在するTSH受容体に対する抗体がつくられることにより症状が現れます．

• 臓器非特異的自己抗体
は，全身に分布している自己抗原に対する抗体です．膠原病 📙114〜130 で検出される臓器非特異的自己抗体には，細胞核の成分を抗原とする
• 抗核抗体（ANA:antinuclear antibody）
好中球の細胞質成分を抗原とする
• 抗好中球細胞質抗体
（ANCA:antineutrophil cytoplasmic antibody）
IgGのFc部分を抗原とする
• リウマトイド因子
（RF:rheumatoid factor）
などがあります．病態にどのように関与しているかは不明な点が多いものの，診断補助や病型分類，治療方針の決定などに有用です．

ここからは，抗核抗体などの検査を解説します．スクリーニングの手法としては一般的に蛍光抗体法が用いられます（抗原特異的精査には酵素免疫測定法 📙86 などを用いる）．

蛍光抗体法
検査用ヒト細胞（Hep2細胞）に，検体（希釈した血清）と
• 蛍光色素で標識した 抗ヒトグロブリン抗体
を加え，蛍光顕微鏡で観察します．検体中に抗核抗体があれば，核内抗原と結合し発色（黄緑色に発光）します．

蛍光抗体法の染色パターン
この方法では，染色の有無だけでなく，対応抗原の分布による染色のパターンが重要で，自己抗体の種類をある程度推測することができます．

2本鎖DNA（dsDNA）を抗原とする
• 抗dsDNA抗体
は，核の辺縁が染まる辺縁型となります．DNAを巻きつける蛋白質であるヒストンを抗原とする
• 抗ヒストン抗体
は，核が均一に染まる均質型です．

染色体のセントロメアを抗原とする
• 抗セントロメア抗体
は，核内がまばらな顆粒状に染まる散在斑紋型となります．その他，様々な核内蛋白（ヒストン以外）を抗原とする
• 抗Scl-70抗体
• 抗Sm抗体
• 抗U1-RNP抗体
• 抗SS-A抗体，抗SS-B抗体
は，核内の核小体以外の部分が顆粒状に染まる斑紋型となります．

核小体を抗原とする
• 抗核小体抗体
は，核小体が染まる核小体型です．

細胞質の酵素ARSを抗原とする
• 抗ARS抗体
は，細胞質が染まる細胞質型です．

好中球の細胞質にある酵素を抗原とする抗好中球細胞質抗体のうち
• PR3-ANCA
は，細胞質全体が染まるC-ANCA（cytoplasmic）となり
• MPO-ANCA
は，核周辺が染まるP-ANCA（perinuclear）となります．

各抗体が検出される代表的疾患は，右ページのイラストを参照してください．

43 自己抗体の検査

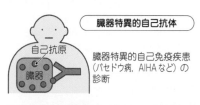

臓器特異的自己抗体

自己抗原

臓器特異的自己免疫疾患
(バセドウ病, AIHA など) の
診断

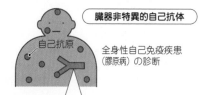

臓器非特異的自己抗体

自己抗原

全身性自己免疫疾患
(膠原病) の診断

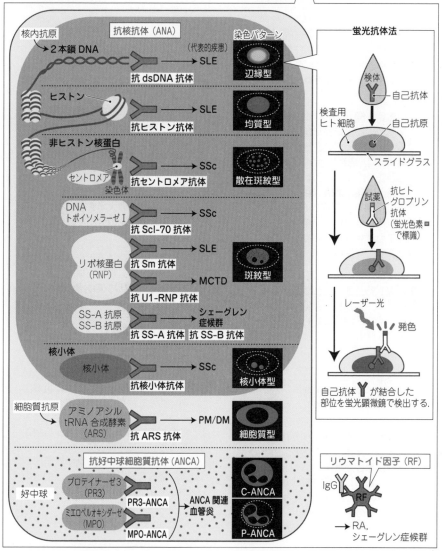

抗核抗体 (ANA)

核内抗原

→ 2本鎖 DNA　　　　　　　　(代表的疾患)
　抗 dsDNA 抗体 → SLE　　辺縁型

ヒストン
　抗ヒストン抗体 → SLE　　均質型

非ヒストン核蛋白
セントロメア
　抗セントロメア抗体 → SSc　散在斑紋型
染色体

DNA
トポイソメラーゼ I
　抗 Scl-70 抗体 → SSc

リボ核蛋白
(RNP)　抗 Sm 抗体 → SLE　斑紋型
　抗 U1-RNP 抗体 → MCTD

SS-A 抗原
SS-B 抗原 → シェーグレン症候群
　抗 SS-A 抗体　抗 SS-B 抗体

核小体
核小体
　抗核小体抗体 → SSc　核小体型

細胞質抗原
アミノアシル
tRNA 合成酵素
(ARS)
　抗 ARS 抗体 → PM/DM　細胞質型

抗好中球細胞質抗体 (ANCA)

好中球
プロテイナーゼ3
(PR3)
　PR3-ANCA　C-ANCA
ミエロペルオキシダーゼ
(MPO)
　MPO-ANCA　P-ANCA
ANCA 関連
血管炎

染色パターン

蛍光抗体法

検体
　自己抗体

検査用
ヒト細胞
　自己抗原
スライドグラス

試薬
抗ヒト
グロブリン
抗体
(蛍光色素
で標識)

レーザー光
　　　発色

自己抗体 が結合した
部位を蛍光顕微鏡で検出する.

リウマトイド因子 (RF)

IgG
RF

→ RA,
シェーグレン症候群

炎症マーカー
▶ 炎症の程度を判断する指標

　体内で炎症が起こると，血液中の白血球や蛋白質の成分が変動します．これらを調べると炎症の有無や程度を判断できるため，炎症のマーカーとして扱います．炎症マーカーは非特異的ですが，日常臨床で汎用される検査です．

炎症
　炎症とは，何らかの病的刺激 (病原体，外傷，物理的・化学的因子など) によって組織が損傷されたときに起こる
　・生体の局所的な防御反応
です．

　自然免疫 ☞70 のはたらきにより，損傷部位の血流量が増加し，血液中から好中球などの白血球や血漿成分が集積して，急性炎症が起こります．その過程で，体外から確認できる
　・発赤，腫脹，熱感，疼痛 (炎症の4徴候)
などの徴候や自覚症状が現れます．急性炎症が収束しない場合，リンパ球が中心となる獲得免疫も加わって慢性炎症に進展します．

　炎症は，病的刺激を取り除き組織を修復する，生体にとって不可欠な反応です．しかし，遷延したり，環境因子や自己成分に対して起こると有害となります (アレルギーや自己免疫疾患)．

　炎症マーカーとして使用される検査項目を，いくつか見てみましょう．

白血球数・白血球分画
　炎症部位にいる細胞が，白血球をよび寄せるケモカインを分泌します．これにより骨髄やリンパ組織から白血球が動員されるため，血中の
　・白血球数が増加
します．さらに，各白血球 (好中球，リンパ球など) の総数に対する割合である
　・白血球分画
は，炎症の原因の鑑別に役立ちます．

血清蛋白
　血清中の蛋白質を電気泳動にかけると，電荷や分子量の違いによって5つの分画 (アルブミン分画と，$\alpha1$，$\alpha2$，β，γの4つのグロブリン分画) に分かれます．炎症が起こると，この
　・血清蛋白分画
に変化が生じます．

　サイトカイン (特にIL-6) が肝臓に作用すると
　①CRP
　(C-reactive protein, C反応性蛋白質)
や，α_1-アンチトリプシン，ハプトグロビン，フィブリノゲンなどの蛋白質の産生が亢進します．これらは炎症の急性期に血中に増加するため
　・急性期蛋白質
とよばれ，その多くが存在する
　②α_1，α_2-グロブリンの分画が増加
します．

　炎症により蛋白質が異化されるため，血清蛋白の大半を占める
　③アルブミンの分画が減少
します．

　炎症が慢性化すると抗体産生が促進されるため，抗体を構成する
　④γ-グロブリンの分画が増加
します．

赤血球沈降速度
　血清蛋白成分の変化は
　・赤血球沈降速度
　(赤沈, ESR: erythrocyte sedimentation rate)
に影響を及ぼします．血液に抗凝固剤を加えて静置し，赤血球が重力によって沈む速度を1時間後の血漿層の厚さで判断する検査です．炎症があると，正に帯電しているフィブリノゲンやγ-グロブリンが赤血球の負の電荷を打ち消すため，赤血球同士が重なって速く沈むようになり
　・赤沈が亢進
します (マイナスに帯電し，赤血球沈降を抑制するアルブミンが減少することも原因となる)．

44 炎症マーカー

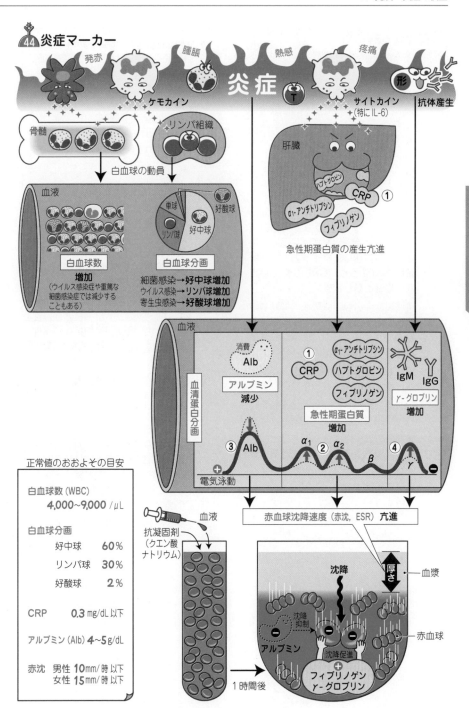

正常値のおおよその目安

白血球数（WBC）
4,000～9,000 /μL

白血球分画
好中球　**60**％
リンパ球　**30**％
好酸球　**2**％

CRP　**0.3** mg/dL 以下

アルブミン（Alb）**4～5** g/dL

赤沈　男性 **10** mm/ 時以下
　　　女性 **15** mm/ 時以下

国試を読み解こう！
▶ 免疫の検査に関する問題

作業療法士国試 48回午後26
　関節リウマチの検査所見で正しい
のはどれか．
1. CRP陽性
2. 血清鉄増加
3. 赤沈値低値
4. 白血球数減少
5. 赤血球数増加

○1. 関節リウマチ ［114〉は多発関節炎
　　を主徴とする慢性炎症性疾患で，炎
　　症により増加したサイトカインが肝
　　臓に作用すると，CRPの産生が亢
　　進し陽性となります．

×2. 慢性炎症により，鉄吸収の抑制や貯
　　蔵鉄の増加をもたらすヘプシジンの
　　分泌が亢進するため，血清鉄は減少
　　します（慢性疾患に伴う貧血 ○114〉）．

×3. 慢性炎症により血清蛋白成分が変化
　　し，赤沈値は高くなります．

×4. 白血球が骨髄などから動員されるた
　　め，血液中の白血球数は増加します．

×5. 血清鉄の減少によりヘモグロビン合
　　成が障害されるため，赤血球数は減
　　少します．

　以上より正解は1です．

臨床検査技師国試 58回午後84
　自己免疫疾患と自己抗体について
正しいのはどれか．
1. 全身性エリテマトーデス
　　　―抗DNA抗体
2. 原発性胆汁性肝硬変
　　　―抗U1-RNP抗体
3. Sjögren症候群
　　　―抗Jo-1抗体
4. 多発性筋炎
　　　―抗好中球細胞質抗体
5. 橋本病
　　　―抗ミトコンドリア抗体

○1. 全身性エリテマトーデス ［116〉で
　　は，抗DNA抗体や抗Sm抗体など
　　が陽性となります．

×2. 原発性胆汁性肝硬変（胆管炎）［186〉で
　　は，抗ミトコンドリア抗体が陽性と
　　なります．抗U1-RNP抗体が陽性と
　　なるのは混合性結合組織病 ［122〉
　　です．

×3. シェーグレン症候群 ［124〉では，
　　抗SS-Aまたは抗SS-B抗体が陽性
　　となります．

×4. 多発性筋炎 ［118〉では，抗Jo-1抗
　　体などの抗ARS抗体が陽性となり
　　ます．抗好中球細胞質抗体（ANCA）が
　　陽性となるのは，顕微鏡的多発血管
　　炎などのANCA関連血管炎 ［130〉
　　です．

×5. 橋本病 ［134〉では，抗サイログロ
　　ブリン抗体や抗甲状腺ペルオキシ
　　ダーゼ抗体が陽性となります．

　以上より正解は1です．

医学CBT　E4-1-1
　現在のところ特異的な抗体検査が存在しない膠原病はどれか.
　a．シェーグレン症候群
　b．ベーチェット病
　c．全身性強皮症
　d．多発血管炎性肉芽腫症
　e．混合性結合組織病

× a．シェーグレン症候群に特異的な抗体としては，抗SS-A抗体または抗SS-B抗体が挙げられます.

○ b．ベーチェット病 📖126 に特異的な抗体はありません．獲得免疫よりも自然免疫の関与が強く示唆されています.

× c．全身性強皮症 📖120 では，抗Scl-70抗体や抗セントロメア抗体が特異的に陽性となります.

× d．多発血管炎性肉芽腫症はANCA関連血管炎の一つで，PR3-ANCA(C-ANCA)またはMPO-ANCA(P-ANCA)が陽性となります.

× e．混合性結合組織病では，抗U1-RNP抗体陽性であることが診断に必須です.

以上より正解は b です.

臨床検査技師国試 60回午後89(一部改題)
　間接クームス試験に必要なのはどれか．2つ選べ.
　1．患者血清
　2．アルブミン
　3．患者赤血球
　4．パネル血球(検査用赤血球)
　5．抗A抗体

　間接クームス試験とは，患者血清に赤血球に対する不規則抗体が含まれるかどうかを調べる方法です．不規則抗体が結合できる抗原が表面に存在する検査用赤血球と，不規則抗体に結合する抗ヒトグロブリン抗体を用います.

　まず，患者血清に検査用赤血球を加え，さらに抗ヒトグロブリン抗体を加えます．もし血清中に不規則抗体があれば，検査用赤血球同士が抗ヒトグロブリン抗体を介して結合し，凝集します(陽性)．不規則抗体がなければ，検査用赤血球は凝集しません(陰性).

　以上より正解は1と4です.

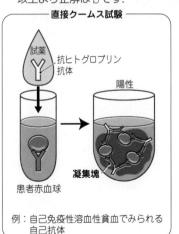

直接クームス試験

例：自己免疫性溶血性貧血でみられる自己抗体

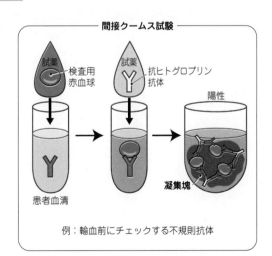

間接クームス試験

例：輸血前にチェックする不規則抗体

6. 理解を深める疾患編

　免疫は生体に有益で必要不可欠なしくみですが，正常に機能しない場合には疾患の原因となります．正常な免疫は，病原体などの身体に害を及ぼす抗原のみを排除するしくみで，攻撃の対象とすべき抗原とそうでない抗原を見分けて，不必要な免疫反応は起こらないように制御されています．

　アレルギーは，本来は攻撃の対象とすべきでない抗原に対して免疫がはたらいて，生体に有害に作用する現象で，病態からⅠ〜Ⅳ型に分けられます．狭義のアレルギーとは，花粉やダニなどの無害な環境因子を対象とするⅠ型アレルギー反応を指します．Ⅱ〜Ⅳ型アレルギーの対象となる抗原は様々です．このなかの一部は，自己の成分を対象として起こる免疫反応で，免疫の誤作動により自己の組織や臓器を傷つけてしまいます．このような病態を自己免疫疾患といいます．自己免疫疾患には，特定の臓器のみが傷害される臓器特異的自己免疫疾患と，全身におよぶ多臓器が傷害される全身性自己免疫疾患があります．全身性自己免疫疾患の代表格は膠原病であり，この章では関節リウマチや全身性エリテマトーデスなどの古典的膠原病や，そのほかの膠原病類縁疾患のなかから主要なものを説明します．

　免疫が有害な外来抗原に対して適切にはたらかず，本来の機能を果たせないこともあります．このような状態を免疫不全といい，病原体に感染しやすくなります．

　章末では，免疫に関する病態に対処するための免疫系に作用する薬を一部紹介します．

免疫疫患の全体像
▶ 免疫は「正常に機能する」ことが重要

45 免疫疾患の全体像

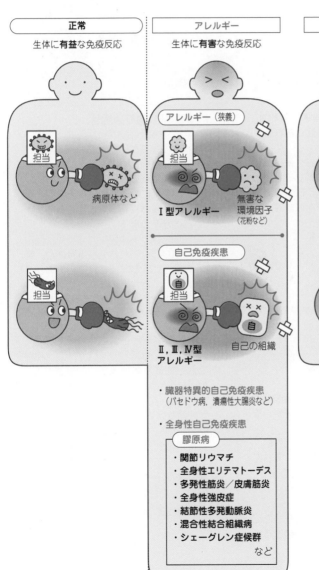
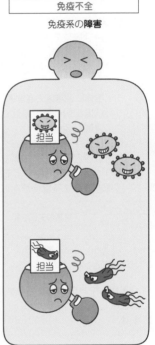

正常	アレルギー	免疫不全
生体に**有益**な免疫反応	生体に**有害**な免疫反応	免疫系の**障害**

正常
病原体など

アレルギー（狭義）
担当
無害な
環境因子
（花粉など）
Ⅰ型アレルギー

自己免疫疾患
担当
自
自己の組織
Ⅱ, Ⅲ, Ⅳ型
アレルギー

・臓器特異的自己免疫疾患
（バセドウ病, 潰瘍性大腸炎など）

・全身性自己免疫疾患
　膠原病
　・関節リウマチ
　・全身性エリテマトーデス
　・多発性筋炎／皮膚筋炎
　・全身性強皮症
　・結節性多発動脈炎
　・混合性結合組織病
　・シェーグレン症候群
　　　　　　　　など

アレルギーの概念
▶ 生体にとって不利な免疫反応

免疫は，本来，異物の侵入から生体を守るために機能し，生体に有利にはたらくものです．しかし，この免疫反応が生体に不利にはたらいてしまうことがあります．

アレルギーとは
免疫は誰にでも備わっているしくみですが，ときに免疫反応が適切に起こらないことがあります．このなかで
- **生体に通常は大きな害を与えない抗原に対してひき起こされる，過剰な免疫応答**

をアレルギーといいます．病原体以外を抗原と認識して攻撃してしまったり（対象の誤認），免疫反応の程度が強すぎたりする場合があります．

狭義のアレルギー

単に「アレルギー」という場合，
・Ⅰ型アレルギー 📖102
を指すこともあります．

アレルギーの原因となる免疫応答は，対象となる抗原の種類から3通りに分けられます．

環境抗原に対する応答
例えば
- **花粉，ダニの糞，真菌，動物の毛**

など環境中にある無害な物質や，皮膚に接触した
- **化学物質（ラテックスなど），金属**

などが抗原として認識され，アレルギー反応が起こることがあります．また
- **薬物，食物**

など，必要があって摂取したものに対して，アレルギー反応が起こることもあります．

自己抗原に対する応答
自己の細胞や組織には自己寛容📖14のしくみがはたらくため，通常ならば免疫反応は起こりません．
しかし，何らかのきっかけで，自己の組織を抗原として免疫反応が起こる
- 自己寛容の破綻

が生じることがあり，これにより生じる病態を自己免疫疾患といいます📖110．

病原体に対する応答
病原体を排除する反応は，免疫の本来の役割といえますが，病原体の性質などのために
- **免疫反応が過剰に起こったり長期にわたり持続する場合**

には，身体に有害な作用をもたらすことがあります．
例えば，溶連菌に対する免疫反応によりつくられた免疫複合体が，腎臓などに沈着することで組織傷害が起こることがあります．また，結核菌に対する免疫反応は長期化すると肉芽腫を形成します．

アレルギーと正常の免疫反応のしくみは，基本的には同じです．しかしアレルギーでは，免疫反応が適切に制御されていなかったり，無害な物質や正常組織を抗原として認識して，自己を傷つけてしまうことが問題なのです．

正常の免疫反応に様々な形があるように，アレルギーにもいくつかの形があります．次のページ以降で解説していきます．

46 アレルギーの概念

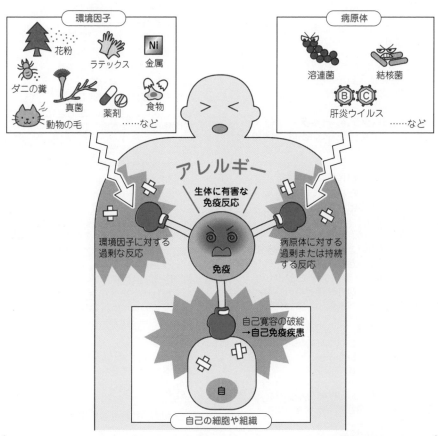

過敏症

　健常者が耐えられる一定量の刺激に対して，過敏な反応を示す疾患を過敏症といいます．そのうち
・アレルギー性過敏症
とは，刺激に対して起こる免疫反応が原因となる過敏症のことであり，すなわちアレルギーのことを指します．

　一方，免疫反応とは関係なく刺激自体によって起こる過敏症は
・非アレルギー性過敏症
と分けられます．例えば，牛乳などを飲むと下痢をきたす乳糖不耐症 243 や，アスピリンなどの非ステロイド性抗炎症薬（酸性NSAIDs）により喘息が誘発されるアスピリン喘息 169 などがあります．

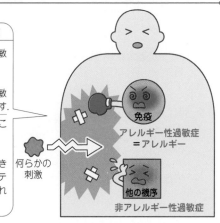

アレルギーの分類
▶ 4種類あるアレルギー

アレルギーは，病態に基づき4種類に分類されます．

Ⅰ型アレルギー（狭義のアレルギー）
体内に侵入した無害な抗原に対応するB細胞の受容体（抗体）が，ヘルパーT細胞の刺激により
- **IgEへクラススイッチ**

して，この抗原に対するIgEを大量に産生します．IgEへクラススイッチさせるヘルパーT細胞（Th2細胞）が誘導されやすい体質（アトピー素因）によります．産生されたIgEは
- **組織中の肥満細胞に結合**

します（感作）．
抗原が再侵入すると
- **肥満細胞上のIgEと抗原が結合**

し，肥満細胞がヒスタミンなどのケミカルメディエーターを放出します．これにより血管透過性亢進などが生じ，症状が出現します（誘発）．

この反応は，抗原の再侵入から発症までの時間が短いため（通常は分単位）
- **即時型アレルギー**

ともよばれます．

Ⅱ型・Ⅲ型アレルギーの病態には，抗体のうちIgMやIgGが関与します．

Ⅱ型アレルギー
病原微生物などの外敵に対する抗体は，正常の免疫反応において必要ですが
- **自己の細胞や組織の成分に対する抗体（自己抗体）がつくられる**

場合には，抗体の作用が有害な反応となってしまい，抗体によって活性化された補体などによる細胞傷害が生じます．

このように，Ⅱ型アレルギーでは抗体により細胞が傷害されるため
- **細胞傷害型アレルギー**

ともよばれます．

Ⅲ型アレルギー
抗体は，血中の抗原と結合して
- **免疫複合体**

を形成しますが，正常の免疫反応では，最終的に免疫複合体はマクロファージなどに貪食されます．しかし，Ⅲ型アレルギーでは
- **免疫複合体が組織に沈着**

してしまい，補体などが活性化してその組織に傷害をもたらします．

このような病態から
- **免疫複合体型アレルギー**

ともよばれます．

以上のように，Ⅰ～Ⅲ型アレルギーは，抗体による液性免疫が主体の反応です．一方，Ⅳ型アレルギーは，T細胞による細胞性免疫が主体となって起こります．

Ⅳ型アレルギー
一度体内に侵入した抗原に対しては，メモリーT細胞が体内に長期間残存し，免疫記憶がはたらきます **78**（感作）．

ここに同一の抗原が再侵入すると，メモリーT細胞から速やかにエフェクターT細胞（Th1細胞）が分化しますが，ここで
- **細胞性免疫が過剰に反応**

すると，マクロファージやキラーT細胞により組織傷害がもたらされます（誘発）．

ウイルスに対する細胞性免疫が効果を発揮するまでに数日かかるように，このアレルギーの反応も2～3日たってから症状が出現します．このような特徴から
- **遅延型アレルギー**

ともよばれます．

47 アレルギーの分類

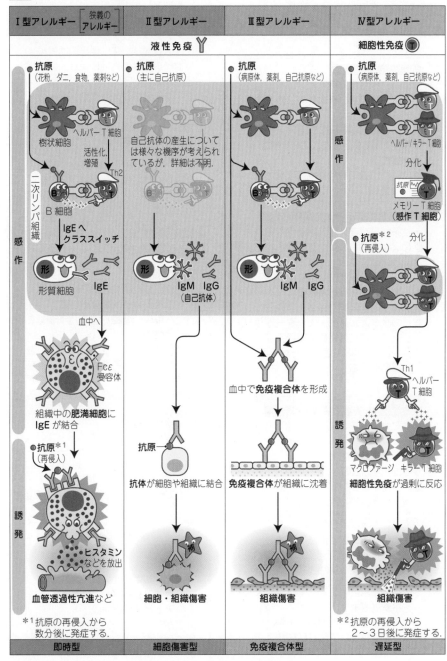

理解を深める疾患編

Ⅰ型アレルギー
▶ 肥満細胞とIgEが反応の主体

　Ⅰ型アレルギーは，肥満細胞とIgEが中心となる反応です．

抗原の侵入と感作
　ある抗原が侵入すると，これに対する抗体が産生されます．このうち
- IgE

は，肥満細胞の表面にあるFcε受容体（ ▶24 ）に結合します．この状態を
- 感作

といい，いつでも免疫反応を起こせる待機状態です．

肥満細胞の活性化と即時型反応
　抗原が再び侵入し，肥満細胞の表面のIgEが抗原によって架橋されると，この刺激で
- 肥満細胞が活性化して
  アレルギー反応が誘発

されます．肥満細胞は，ヒスタミンなどのケミカルメディエーターを放出します．これは抗原の再侵入から数分～2時間以内に起こるため
- 即時型反応

とよばれます．

ケミカルメディエーターの作用
　ケミカルメディエーターは，全身に様々な形で作用します．例えば
- **知覚神経を刺激**

するため目などのかゆみが現れたり，脳の分泌中枢が刺激されて分泌物（涙液，鼻汁，気道分泌物など）が増加します．

　また，局所および全身の
- **血管拡張，血管透過性亢進**

もひき起こし，結膜充血，鼻閉（鼻粘膜浮腫），蕁麻疹などが生じます．

　上記の作用に加えて
- **平滑筋収縮**

の作用もあり，呼吸困難，下痢，腹痛などの症状をひき起こします．

アナフィラキシー
　Ⅰ型アレルギー反応が，全身に強く発現したものは
- アナフィラキシー

とよばれます．特に全身の血管拡張や血管透過性の亢進により，循環する血液の量が不足すると
- **血圧低下**（アナフィラキシーショック）

が生じます．これと前述の呼吸困難は，ともに生命に危険が及ぶ状態で，直ちに対処する必要があります．

　アナフィラキシーの既往や特定の業種など危険性が高い場合，血管収縮作用があるアドレナリン製剤を携行しておくと，すぐに対処できます．

　即時型反応に続き，少し時間がたってから起こる反応もあります．

遅発型反応
　活性化した肥満細胞には
- **サイトカインを放出して
  ヘルパーT細胞（Th2細胞）や好酸球を
  活性化**

する作用もあります．これらの細胞が，様々な場所で炎症や組織破壊をひき起こします．この反応は，抗原の再侵入から数時間たってからみられるため
- 遅発型反応

とよばれます．

　Ⅰ型アレルギーによる疾患にはいろいろなものがありますが，免疫反応が生じる部位が異なるだけで，基本的な病態は同じです．

Ⅰ型アレルギーによる疾患の例
　Ⅰ型アレルギーの機序で起こる疾患には
- **アレルギー性鼻炎（花粉症など），
  食物アレルギー，気管支喘息，
  アトピー性皮膚炎**

などがあります．これらの病態には，即時型反応と遅発型反応の両方が関わっています．

48 Ⅰ型アレルギー

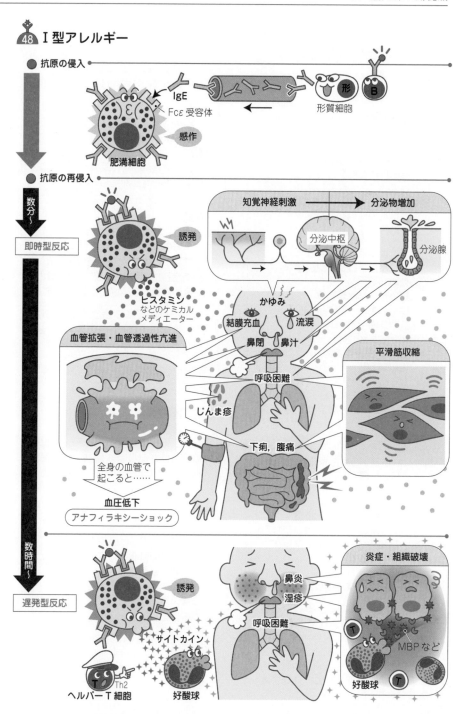

抗原の侵入

IgE
Fcε 受容体
感作
肥満細胞
形質細胞
形
B

抗原の再侵入

数分〜
即時型反応

誘発

ヒスタミン
などのケミカル
メディエーター

知覚神経刺激 → 分泌物増加
分泌中枢
分泌腺

かゆみ
結膜充血　流涙
鼻閉　鼻汁

血管拡張・血管透過性亢進

平滑筋収縮

呼吸困難

じんま疹

全身の血管で
起こると……

下痢，腹痛

血圧低下
アナフィラキシーショック

数時間〜
遅発型反応

誘発

サイトカイン

ヘルパー T 細胞
Th2

好酸球

炎症・組織破壊

鼻炎
湿疹

呼吸困難

MBP など

T

好酸球

T

II型アレルギー
▶ 抗体による細胞や組織の傷害

II型アレルギーは，自己の成分に対する抗体（自己抗体）が中心となる反応です.

自己抗体産生
II型アレルギーは，自己寛容🔖14が十分にはたらかず
- **自己の細胞や組織に対する自己抗体を産生**

してしまうことで発症します. 原因は不明のことが多いですが，感染，炎症，薬剤の使用などが契機となることがあります.

自己抗体の種類としては
- **抗サイログロブリン抗体**
  （橋本病🔖134）
- **抗糸球体基底膜抗体**
  （グッドパスチャー症候群🔖126）
- **抗TSH受容体抗体**
  （バセドウ病🔖130）
- **抗ACh受容体抗体**
  （重症筋無力症）

などが知られており，ひき起こされる疾患は臓器特異的自己免疫疾患🔖110が多くを占めます. 免疫グロブリンのクラスはほとんどがIgGかIgMです.

抗体にはオプソニン化や補体の活性化などの作用があり🔖40，これらがII型アレルギーの病態と関連します.

マクロファージによる貪食
抗原に抗体が結合すると，抗体自体や，活性化された補体による
- **オプソニン化**

の作用で，抗原がマクロファージなどに貪食されやすくなります.

この反応により起こる病態として，自己免疫性溶血性貧血🔖120や免疫性血小板減少性紫斑病🔖158，Rh不適合輸血による溶血などがあります. 自己血球や輸血血球に対する抗体を介して，血球が貪食されます.

細胞溶解
抗体により活性化された補体は
- **膜侵襲複合体（MAC）を形成**

し，細胞膜に穴を開けて細胞を破壊します.

この反応により起こる病態として，ABO不適合輸血による溶血🔖178が挙げられます. 輸血赤血球に抗体が結合し，活性化された補体の作用で溶血が生じるものです.

炎症
活性化した補体は走化因子として
- **好中球などの遊走を促進**

します. 好中球は，Fc受容体で抗体が結合した細胞を認識し，酵素などで傷害するため，炎症が起こります.

この反応により起こる疾患として，橋本病，グッドパスチャー症候群が挙げられます.

自己抗体のなかには，細胞の機能異常をひき起こすものもあります.

細胞機能異常
細胞には神経伝達物質やホルモンなど，細胞間の情報伝達を担う物質の受容体があります🔖15. この受容体に対する抗体が産生されると，受容体を過剰に刺激してしまい，結果として，その細胞や組織の機能に異常をきたしてしまいます.

この種類の自己抗体には
- **細胞の機能を亢進させるものと阻害するもの**

があります. 前者の例としてバセドウ病，後者の例として重症筋無力症が挙げられます.

こちらは細胞傷害を生じないため，「V型アレルギー」とよび区別することもあります.

49 Ⅱ型アレルギー

理解を深める疾患編

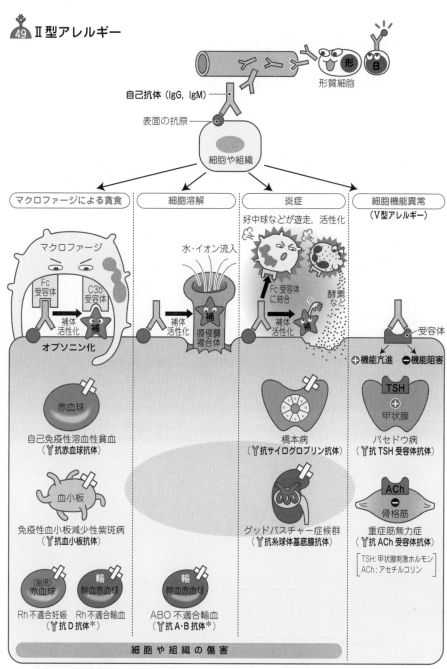

*抗 A 抗体や抗 B 抗体は規則抗体，抗 D 抗体は不規則抗体であり 〔○176〕，自己抗体ではないが，
抗体による細胞傷害という機序からⅡ型アレルギーに含まれる．

Ⅲ型アレルギー
▶ 免疫複合体が組織に沈着

Ⅲ型アレルギーの中心は，抗原と抗体が結合してできる免疫複合体という構造物です．

免疫複合体
抗体は抗原と結合すると
- **免疫複合体**

を形成します．通常，血液中でつくられた免疫複合体は，脾臓などでマクロファージに貪食されて取り除かれますが，Ⅲ型アレルギーでは大量につくられて処理しきれず
- **組織に沈着**

して傷害をもたらします．

Ⅲ型アレルギーでは，免疫複合体を形成する抗体の作用で補体が活性化し，免疫反応が起こります．

炎症
活性化した補体は走化因子として
- **好中球の遊走を促進**

します．好中球はFc受容体で免疫複合体を形成する抗体と結合して活性化し，酵素などを放出します．このため組織傷害が生じます．

血管透過性亢進
活性化した補体 (C3a, C5a) は
- **肥満細胞を刺激**

します (アナフィラトキシン作用 42)．肥満細胞が放出するヒスタミンなどの化学物質の作用で血管透過性が亢進し，好中球などの免疫細胞が組織に遊走しやすくなります．

細胞溶解
活性化した補体は
- **膜侵襲複合体 (MAC) を形成**

します．免疫複合体が沈着している組織の細胞に穴を開けてしまい，その細胞は溶解してしまいます．

血小板凝集
免疫複合体には
- **血小板凝集**

を促進する作用もあります．このため，免疫複合体の沈着部位に血栓が形成され，血流障害が生じます．

Ⅲ型アレルギーの機序により生じる疾患をいくつか見てみましょう．

Ⅲ型アレルギーによる疾患の例
Ⅲ型アレルギーにより生じる疾患の代表例として
- **血清病**

が挙げられます．ヒト以外の動物の血清を含む抗血清や薬剤を人体に投与すると，これに対する抗体がつくられることがあります．この抗体と異種血清の成分とが免疫複合体を形成し，関節など全身の組織の血管壁に沈着します．

このほか
- **IgA血管炎** 📖168〉

などは，皮膚や腎臓の糸球体の血管壁に免疫複合体が沈着することにより起こります．また
- **ループス腎炎** 🔖116〉
- **急性糸球体腎炎** 📗108,112〉

は，腎臓の糸球体に免疫複合体が沈着することで起こります．

IgA血管炎や急性糸球体腎炎では，溶連菌感染症 (上気道感染など) の先行がみられることが多いです．

抗血清

特定の抗原（毒素など）に対する抗体を得るため
- **ウマなどの動物に抗原を投与して抗体を産生**

させます．こうして得られる目的の抗体を含む血清を抗血清（抗毒素血清）といい，ジフテリアなどの感染症の治療やヘビ毒の中和などを目的に用いられます（血清療法）．

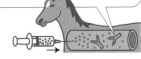

50 Ⅲ型アレルギー

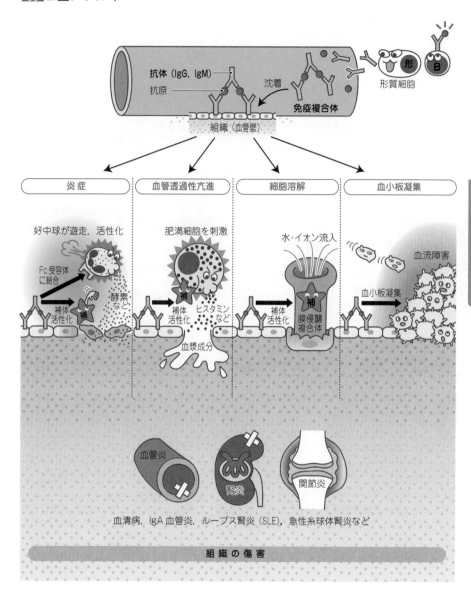

理解を深める疾患編

血清病, IgA 血管炎, ループス腎炎 (SLE), 急性糸球体腎炎など

組 織 の 傷 害

Ⅳ型アレルギー
▶ T細胞がひき起こすアレルギー

Ⅳ型アレルギーは，T細胞を中心としたアレルギーです．

感作

体内に侵入した抗原に免疫反応が起こると，エフェクターT細胞とともに

* メモリーT細胞

も産生され 78 ，抗原の情報が記憶されます．この状態を

* 感作

といいます．

誘発

抗原が再度侵入すると，メモリーT細胞からエフェクターT細胞が分化し，抗原を除去しようとはたらきます．この段階を

* 誘発

といいます．

例えば，結核菌などの細胞内寄生菌は，T細胞やマクロファージを強力に反応させます．このように

* 細胞性免疫が過剰に反応

すると，Ⅳ型アレルギーが生じやすいと考えられています．

細胞性免疫は，免疫細胞の集簇や増殖，活性化などの反応を経て効力を発揮するため，Ⅳ型アレルギーは抗原に接してから発症までに2～3日かかります．このことから，Ⅰ型アレルギーが即時型アレルギーとよばれるのに対し，Ⅳ型アレルギーは

* 遅延型アレルギー

ともよばれます．

T細胞が抗原を除去するしくみには，ヘルパーT細胞 (Th1細胞) が中心となる炎症反応と，キラーT細胞によるアポトーシス誘導があります．

炎症

ヘルパーT細胞がサイトカインを放出すると

* 好中球やマクロファージなどが遊走，活性化

して炎症を起こします．

例えば，アレルギー性接触皮膚炎では，原因物質との接触後に発赤や浮腫などの症状が現れます．

またツベルクリン反応検査はⅣ型アレルギーの反応を利用した検査で，結核菌の培養液から分離精製した物質を注射し，結核菌の感染 (または過去の感染歴やBCG接種歴) があると接種部位の発赤や硬結がみられます．判定は48～72時間後に行い，この点はⅠ型アレルギーの皮内テストとの大きな相違点です 89 ．

抗原が長期にわたり残存して炎症が遷延すると，マクロファージは

* 類上皮細胞

という，皮膚の上皮細胞と形が似た細胞へと変化します．複数の類上皮細胞が融合すると

* ラングハンス巨細胞 (多核巨細胞)

へと変化し，線維芽細胞やフィブリンとともに

* 肉芽腫

を形成します．

細胞のアポトーシス

活性化されたキラーT細胞によって細胞のアポトーシスが誘導され，組織傷害が起こります．

ウイルス性肝炎の肝傷害 151 や移植片対宿主病 (GVHD) 156 は，主にこの機序により生じます．

このほか過敏性肺臓炎 170 や，いくつかの自己免疫疾患にも，Ⅳ型アレルギーが関連していると考えられています．

🎓51 Ⅳ型アレルギー

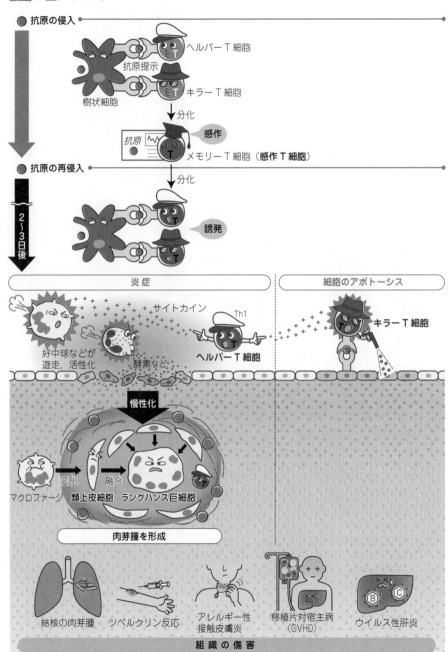

● 抗原の侵入

ヘルパーT細胞

抗原提示

キラーT細胞

樹状細胞

分化

抗原　感作

メモリーT細胞（感作T細胞）

● 抗原の再侵入

分化

2〜3日後

誘発

| 炎症 | 細胞のアポトーシス |

サイトカイン

Th1

キラーT細胞

好中球などが
遊走，活性化

酵素など

ヘルパーT細胞

慢性化

マクロファージ　変化　類上皮細胞　融合　ラングハンス巨細胞

肉芽腫を形成

結核の肉芽腫　ツベルクリン反応　アレルギー性
接触皮膚炎　移植片対宿主病
（GVHD）　ウイルス性肝炎

組織の傷害

自己免疫疾患の概念と膠原病

▶ 免疫学，病理学，症候学それぞれの呼称

　自己免疫疾患とは，自己の組織に対して免疫反応が起こってしまう病態です．生体にとって有害な免疫反応という観点からは，広義のアレルギーの一種 (病態としてはⅡ，Ⅲ，Ⅳ型アレルギー) といえます．

自己免疫疾患の病態

　正常の人体では自己寛容 📖14 のしくみにより，自己の組織には免疫反応が起こらないように調節されています．自己免疫疾患は，この
- **自己寛容が破綻した**

ために，自己の組織を標的とした免疫反応が起こってしまうものです．

　免疫反応の標的となる自己の成分を自己抗原といいます．
　自己免疫疾患は，特定の臓器に存在する自己抗原に対して免疫反応が起こり，その臓器のみが傷害される
- **臓器特異的自己免疫疾患**

と，全身に分布する自己抗原に対して免疫反応が起こり，多くの臓器が傷害される
- **全身性自己免疫疾患**

に分けられます．

臓器特異的自己免疫疾患

　代表的な臓器特異的自己免疫疾患として
- **バセドウ病** 🦋130
- **橋本病** 🦋134
- **1型糖尿病** 🦋204
- **潰瘍性大腸炎やクローン病** 📙180
- **自己免疫性溶血性貧血** 📙120
- **悪性貧血** 📙124
- **免疫性血小板減少性紫斑病** 📙160
- **グッドパスチャー症候群** 📙126

などがあり，Ⅱ型アレルギーの機序で生じる疾患が多くを占めています．

　続いて，全身に及ぶ疾患です．

全身性自己免疫疾患

　全身性自己免疫疾患は，病理学の視点からみると
- **全身の結合組織を中心とした炎症**

という共通の特徴が認められます．当初は結合組織中の膠原線維 (コラーゲン線維) の炎症と考えられていたため
- **膠原病 (collagen disease)**

とよばれるようになりました．その後，さらに病態の解明が進み，膠原線維に限らず，結合組織全体に炎症が生じていることが判明したため，欧米では
- **結合組織病 (connective tissue disease)**

という呼称が主に用いられています．

　一方，欧州では自己免疫疾患や膠原病の概念よりも先に
- **全身の関節，筋肉などの運動器に症状を呈する疾患＝リウマチ性疾患**

とよぶ習慣がありました．

　これらを背景に整理すると
- ①**全身性自己免疫疾患＝免疫学**
- ②**膠原病＝病理学**
- ③**リウマチ性疾患＝症候学**

の視点からの呼称といえます．①全身性自己免疫疾患と②膠原病は，原因と結果の関係にあり，ほぼ同義で使われることも多くあります．③は自己免疫が関与しない疾患も含みます．

　古典的な膠原病とよばれる疾患は
- **関節リウマチ**
- **全身性エリテマトーデス**
- **多発性筋炎/皮膚筋炎**
- **全身性強皮症**
- **結節性多発動脈炎**

で，膠原病類縁疾患には
- **シェーグレン症候群**

など複数の疾患があります．古典的膠原病と膠原病類縁疾患は，疾患が特定された時期による呼称の違いで，病態としての区別はありません．

52 自己免疫疾患の概念と膠原病

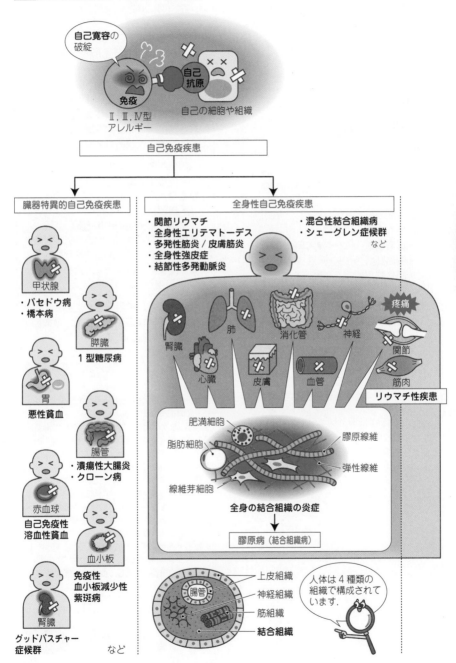

理解を深める疾患編

膠原病の症状と検査所見
▶ 頻度の高い症状と特徴的な検査所見

膠原病は多彩な症状を示しますが，特に頻度の高い症状や障害されやすい組織・臓器があります．膠原病を疾患ごとにみていく前に，ここでまとめておきましょう.

症状

全身症状として，炎症による
- **発熱，全身倦怠感**

がみられます.

臓器単位でみると，膠原病では皮膚，関節，肺，心臓，消化器，腎臓，神経系など
- **多臓器に症状**

がみられます．例えば
- **皮膚症状**（レイノー現象，紅斑などの皮疹）
- **関節症状**（多発性の関節痛，関節炎）
- **肺症状**（間質性肺炎，肺高血圧症，肺胞出血，胸膜炎）
- **心症状**（心膜炎，不整脈）
- **消化器症状**（消化管の蠕動低下，炎症，潰瘍）
- **腎症状**（血尿，蛋白尿，高血圧）
- **中枢神経症状**（精神症状）
- **末梢神経症状**（多発単神経炎）

などが挙げられます．このほか，イラストに示す症状が代表的です.

ひとくちに膠原病といっても，疾患により症状は様々です．ただし，膠原病は全身性の炎症性疾患であるため，複数の組織や臓器に症状がみられることは膠原病を疑うきっかけとなります.

検査所見

膠原病に共通の病態として
- **炎症の持続**

が挙げられます．このため，多くの膠原病では炎症所見〈92〉がみられます．具体的には
- **CRP上昇，赤沈亢進，白血球数増加**

などです．経過が長い膠原病では
- **慢性疾患に伴う貧血**〈114〉
  （炎症が原因で生じる二次性貧血）

も生じることがあります.

膠原病の背景には
- **免疫学的異常**

があり，何らかの
- **自己抗体**
  （自己の成分に対する抗体）〈90〉

が検出されます．病態との因果関係は未解明ですが，診断に有用な所見です．多くの膠原病で，疾患を特徴づける自己抗体が特定されています.

臓器障害の評価のため，必要に応じて心電図検査やX線検査，腎機能検査なども行います.

血清補体価

膠原病では，免疫の異常により補体〈42〉のはたらきにも変化がみられることがあり
- 血清補体価（CH$_{50}$）

を測定します．抗体を結合させた検査用赤血球に希釈した患者血清［補体（complement）を含む］を加え，**50%**を溶血（hemolysis）させられる限界の希釈倍数を測定する検査です．この値から補体の古典経路の総合活性がわかります．また，C3やC4の量も測定します．一般的に炎症性疾患では
- **補体の産生が亢進し，血清補体価が上昇**

します．つまり補体も急性期蛋白質〈92〉の一つといえます．関節リウマチ（RA）などのほかに，感染症や悪性腫瘍でも血清補体価は上昇します．
一方，補体系が異常に活性化することにより
- **補体の消費が亢進し，血清補体価が低下**

することもあります．代表的なのは全身性エリテマトーデス（SLE）で，疾患活動性が高いほど血清補体価が低下します.

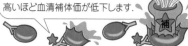

53 膠原病の症状と検査所見

膠原病の多くは**増悪**（悪化）と**寛解**（改善）を繰り返し，病勢が強い時期を**活動性が高い**，落ち着いている時期を**活動性が低い**と表現します．症状や検査所見から評価します．

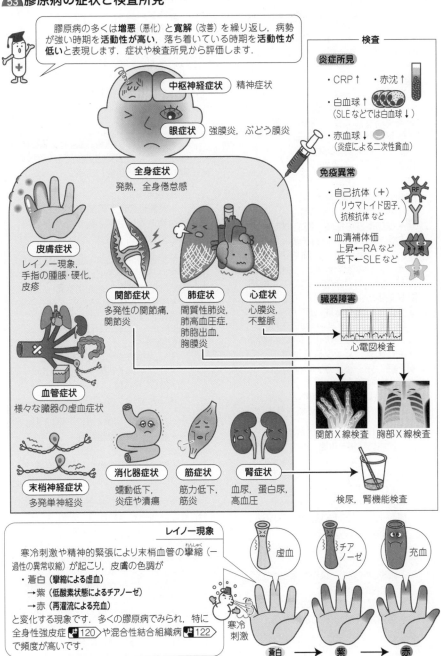

中枢神経症状 精神症状

眼症状 強膜炎，ぶどう膜炎

全身症状
発熱，全身倦怠感

皮膚症状
レイノー現象，手指の腫脹・硬化，皮疹

関節症状
多発性の関節痛，関節炎

肺症状
間質性肺炎，肺高血圧症，肺胞出血，胸膜炎

心症状
心膜炎，不整脈

血管症状
様々な臓器の虚血症状

末梢神経症状
多発単神経炎

消化器症状
蠕動低下，炎症や潰瘍

筋症状
筋力低下，筋炎

腎症状
血尿，蛋白尿，高血圧

検査

炎症所見
・CRP↑　・赤沈↑
・白血球↑（SLEなどでは白血球↓）
・赤血球↓（炎症による二次性貧血）

免疫異常
・自己抗体（＋）（リウマトイド因子，抗核抗体 など）
・血清補体価 上昇←RAなど 低下←SLEなど

臓器障害
心電図検査
関節X線検査　胸部X線検査
検尿，腎機能検査

レイノー現象

寒冷刺激や精神的緊張により末梢血管の攣縮（一過性の異常収縮）が起こり，皮膚の色調が
・蒼白（攣縮による虚血）
　→紫（低酸素状態によるチアノーゼ）
　→赤（再灌流による充血）
と変化する現象です．多くの膠原病でみられ，特に全身性強皮症 120 や混合性結合組織病 122 で頻度が高いです．

虚血　チアノーゼ　充血

寒冷刺激

蒼白　→　紫　→　赤

理解を深める疾患編

関節リウマチ（RA）
▶ 進行すると関節破壊をきたす

　関節リウマチ (RA：rheumatoid arthritis) は，多発関節炎を呈する膠原病です．

概要
　関節リウマチは
- **慢性の多発関節炎**

を呈する疾患です．寛解と再燃 (改善と悪化) を繰り返しながら進行します．
- **30～50歳代の女性**

に多い疾患です (男女比1：4)．

関節炎の病態と症状
　RAの関節炎は，病理学的に
- **関節滑膜の増殖と炎症** (関節滑膜炎)

から始まります．関節を包み込む滑膜という組織の細胞は健常では一層ですが，RAでは増殖し，多層化して絨毛状になります．ここに免疫細胞が集まり，パンヌスとよばれる炎症性肉芽組織を形成します．
　続いて，滑膜の隣接組織である
- **骨・軟骨の破壊** (パンヌスによる侵食)

が生じます．パンヌスを形成する滑膜細胞や免疫細胞が，サイトカインや蛋白分解酵素などを放出して，炎症が骨組織や軟骨組織へ及びます．その結果，関節全体が破壊されます．

　症状としては，発症初期から
- **関節の腫脹と疼痛，朝のこわばり**

を認めます．こわばりは長時間動かさなかった関節が動きにくく感じるもので，起床時だけでなく長時間同じ姿勢でいた後にも起こります．
　慢性化して関節破壊が進行すると
- **関節可動域の制限**

が生じます．手指や足趾の関節破壊が高度になると
- **ボタン穴変形，スワンネック変形**（近位指節間関節の破壊）
- **尺側偏位**（中手指節関節の破壊）
- **鷲爪趾**（中足趾節関節の過伸展など）

などの変形が生じます．

関節外症状
　眼病変として
- **強膜炎**

がみられます．

　心病変として
- **心膜炎**

がありますが，無症状のことも多いです．

　肺病変として
- **間質性肺炎，気管支拡張症，胸膜炎**

が生じます．間質性肺炎では乾性咳嗽や呼吸困難が現れます．

　このほか
- **無痛性の皮下結節**（リウマトイド結節）

が肘や後頭部など，荷重のかかる部位に生じます．

　手関節の変形により正中神経が圧迫されると，手掌の疼痛やしびれ，母指球筋の萎縮などを呈する
- **手根管症候群**

が生じます．

検査所見
　RAに特徴的な自己抗体として
- **リウマトイド因子** (RF)
- **抗CCP抗体**

が陽性を示します (70～80%)．

　単純エックス線検査で，早期には
- **関節周囲の骨粗鬆症**

が認められ，進行すると
- **関節裂隙の狭小化，骨破壊像**

がみられます．

　関節液は黄色で粘稠度は低く，多量の白血球を含みます．

治療
　関節破壊を予防するために，
- **抗リウマチ薬 (DMARDs) などの薬物による関節炎の予防，鎮静化**

を行います．関節の免荷や保温などの生活指導，関節機能の維持・回復のためのリハビリテーションも重要です．保存療法で効果が不十分な場合は手術療法も検討します．

🐸54 関節リウマチ（RA）

理解を深める疾患編

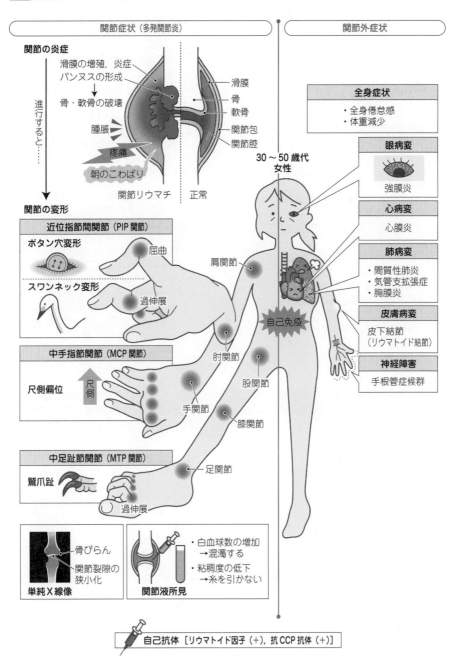

| 関節症状（多発関節炎） | 関節外症状 |

関節の炎症

滑膜の増殖，炎症
パンヌスの形成

骨・軟骨の破壊

進行すると……

滑膜
骨
軟骨
関節包
関節腔

腫脹

疼痛

朝のこわばり

関節リウマチ｜正常

関節の変形

近位指節間関節（PIP関節）

ボタン穴変形

屈曲

スワンネック変形

過伸展

中手指節関節（MCP関節）

尺側偏位　尺側

中足趾節関節（MTP関節）

鷲爪趾

過伸展

骨びらん
関節裂隙の狭小化

単純X線像

・白血球数の増加
→混濁する
・粘稠度の低下
→糸を引かない

関節液所見

30〜50歳代
女性

自己免疫

肩関節

肘関節

股関節

手関節

膝関節

足関節

全身症状
・全身倦怠感
・体重減少

眼病変
強膜炎

心病変
心膜炎

肺病変
・間質性肺炎
・気管支拡張症
・胸膜炎

皮膚病変
皮下結節
（リウマトイド結節）

神経障害
手根管症候群

自己抗体［リウマトイド因子（＋），抗CCP抗体（＋）］

全身性エリテマトーデス（SLE）
▶ 腎障害や中枢神経障害に注意

全身性エリテマトーデス（SLE：systemic lupus erythematosus）は，特に多くの臓器に症状をきたす膠原病です．

概要
病名は「全身（systemic）の症状と，狼（lupus）に噛まれたような紅斑（erythematosus）が生じる疾患」という意味です．一部の臓器では
- **免疫複合体の沈着**

がみられ，これによる臓器や組織の傷害が一因と考えられています．
- **15～40歳代の女性**（妊娠可能な時期）

に多い疾患です．

症状
SLEにより生じる特徴的な症候には「ループス」を付します．
病名の由来でもある皮膚症状（皮膚ループス）は，頻度が高く特徴的で
- **蝶形紅斑**（顔面に生じる左右対称の紅斑）
- **光線過敏症**（日光により発疹が生じる）
- **円板状皮疹**

などの所見は診断につながります．

- **ループス腎炎**

は，糸球体に免疫複合体が沈着してⅢ型アレルギー反応 📖106 が起こる病変です．腎障害が生じ
- **蛋白尿，血尿**

などがみられます．

SLEによる中枢神経障害を
- **神経精神ループス**

といいます．症状は多彩ですが
- **けいれん，精神症状**（抑うつ，意識混濁）

などの頻度が高いです．

運動器の症状として
- **多発関節炎**による関節痛

がみられますが，関節の破壊や変形はまれです（10年以上の長い経過では変形をきたすことがあり，これをジャクー変形という）．

腎障害や中枢神経障害の程度は予後を規定するため，特に重視されます．

検査所見
炎症のため赤沈は亢進しますが，CRPは正常のことが多いです．

血液検査で
- **汎血球減少**（赤血球，白血球，血小板のうち2系統以上で減少がみられること）

を認めます．貧血は慢性炎症が原因の場合と，Ⅱ型アレルギーが関与する自己免疫性溶血性貧血（AIHA） 📖120 の場合があり，後者では
- **直接クームス試験陽性** 📖88

となります．白血球のなかではリンパ球が減少するのが特徴的です．

免疫学的検査では，免疫複合体の形成により補体が消費されるため
- **血清補体価の低下** 📖112

を認めます．自己抗体では
- **抗dsDNA抗体，抗Sm抗体**

などの抗核抗体の出現がSLEに特異的です．抗SS-A抗体など特異度の低い自己抗体も高頻度に認めます．血清補体価および抗dsDNA抗体は，疾患活動性の指標であり，診断や治療において重要です．

治療
- **副腎皮質ステロイド**

を用い，必要に応じ免疫抑制薬を併用します．疾患活動性や腎障害の程度などに基づき方針を決定します．

SLEと妊娠

抗SS-A抗体などの自己抗体が陽性の母親から出生した児は，紅斑や心伝導障害を呈することがあり，これを
・**新生児ループス**
といいます．母親の自己抗体が胎盤を通過して胎児に移行するためと考えられています．なお新生児ループスという名称ですが，母親がSLEとは限らず，シェーグレン症候群や混合性結合組織病の場合もあり，母親が膠原病を発症していないこともあります．

これとは別に，SLEでは
・**抗リン脂質抗体症候群**（血栓症を生じる自己免疫疾患）
を合併する確率が高く，この場合は胎盤の虚血などにより習慣性流産を生じやすいです．

55 全身性エリテマトーデス（SLE）

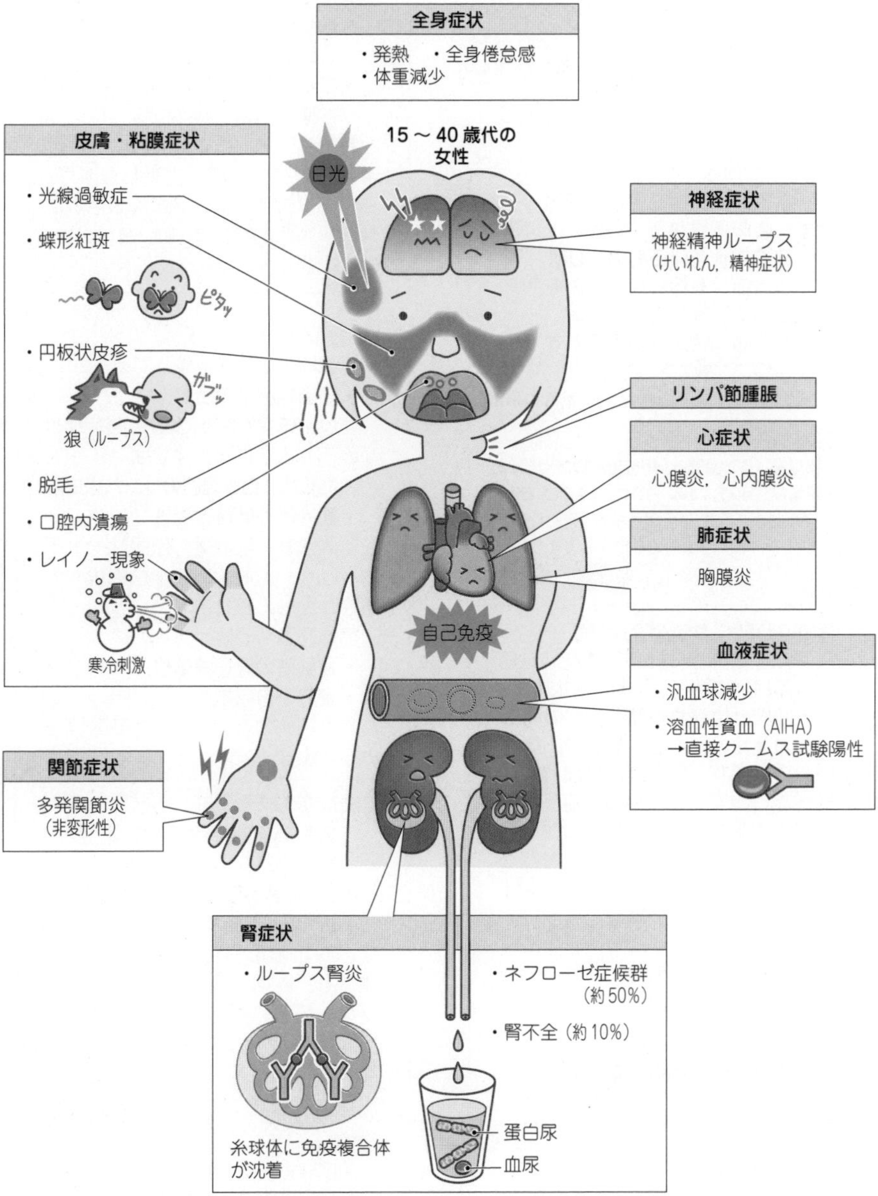

全身症状

・発熱　・全身倦怠感
・体重減少

15〜40歳代の
女性

皮膚・粘膜症状

・光線過敏症

・蝶形紅斑

ピタッ

・円板状皮疹

ガブッ

狼（ループス）

・脱毛
・口腔内潰瘍

・レイノー現象

寒冷刺激

日光

神経症状

神経精神ループス
（けいれん，精神症状）

リンパ節腫脹

心症状

心膜炎，心内膜炎

肺症状

胸膜炎

自己免疫

血液症状

・汎血球減少

・溶血性貧血（AIHA）
　→直接クームス試験陽性

関節症状

多発関節炎
（非変形性）

腎症状

・ループス腎炎

・ネフローゼ症候群
　（約50%）

・腎不全（約10%）

糸球体に免疫複合体
が沈着

蛋白尿
血尿

自己抗体［抗dsDNA抗体（＋），抗Sm抗体（＋），抗SS-A抗体（＋）など］，血清補体価↓，汎血球減少

理解を深める疾患編

多発性筋炎（PM）／皮膚筋炎（DM）
▶ 筋組織が破壊され筋力低下をきたす

多発性筋炎 (PM：polymyositis) と皮膚筋炎 (DM：dermatomyositis) は，筋肉に炎症を生じる膠原病です．

概要
PMとDMは，いずれも
- **横紋筋に炎症を生じる疾患**

です．臨床所見から
- **皮膚症状を伴うものをDM**
- **皮膚症状を伴わないものをPM**

と区別しています．
いずれも女性に多い疾患です．

筋肉の種類

筋肉は組織学的な特徴から
- ・横紋筋（強い力が出る．骨格筋と心筋に分けられる）
- ・平滑筋（持久力がある．内臓や血管などに分布する）

に分けられます．横紋筋のうち骨格筋は随意運動を司り，心筋は心臓の壁を形成します．

PMとDMに共通する症状
四肢近位部や体幹の骨格筋の炎症による症状が主です．具体的には
- **四肢近位筋や頸部・体幹の筋に
  対称性の筋力低下や筋の圧痛**

がみられます．例えば，階段昇降や椅子からの立ち上がり（大腿部），荷物の挙上や結髪（上腕部），枕から頭を持ち上げる（頸部）などの動作に困難を生じます．咽頭筋の筋力低下により
- **構音障害，嚥下障害**

をきたします．心筋にも炎症が生じ
- **心筋炎，不整脈**

などがみられます．

このほか，肺症状として
- **間質性肺炎**（致命的になることもある）

がみられます．

合併症として
- **悪性腫瘍**

の発生率が高く，特にDMでは注意が必要です．

DMの皮膚症状
DMの皮膚症状では
- **ヘリオトロープ疹**
  （上眼瞼の浮腫性紅斑）
- **ゴットロン徴候**
  （手指，肘，膝関節伸側の紅斑）

が特徴的です．ヘリオトロープとは青紫色の花の名前に由来しますが，もとの皮膚色によって皮疹の色調には個人差があります（黄色人種では，赤〜紫紅色に見えることが多い）．

検査所見
筋組織の破壊を反映して
- **筋原性酵素の上昇**
  [クレアチニンキナーゼ(CK)，アルドラーゼなど]

がみられます．筋生検では
- **筋組織，血管周囲の**リンパ球浸潤
- **筋線維の破壊と変性**

を認めます．筋線維の断面は大小不同となり，脂肪組織や膠原線維への置きかえもみられます．
筋電図波形では
- **運動時の低振幅電位**
- **安静時自発電位**

など，筋肉の炎症を示唆する所見がみられます．

免疫学的検査では，自己抗体の
- **抗ARS抗体**（抗Jo-1抗体など）

が特異的です．DMについては
- **抗MDA5抗体，抗Mi-2抗体**
- **抗TIF1-γ抗体**

なども診断に有用です．抗ARS抗体および抗MDA5抗体陽性例では肺症状，抗TIF1-γ抗体陽性例では悪性腫瘍の合併が高頻度にみられます．

治療
- **副腎皮質ステロイド**

と免疫抑制薬の併用が基本です．

56 多発性筋炎(PM)／皮膚筋炎(DM)

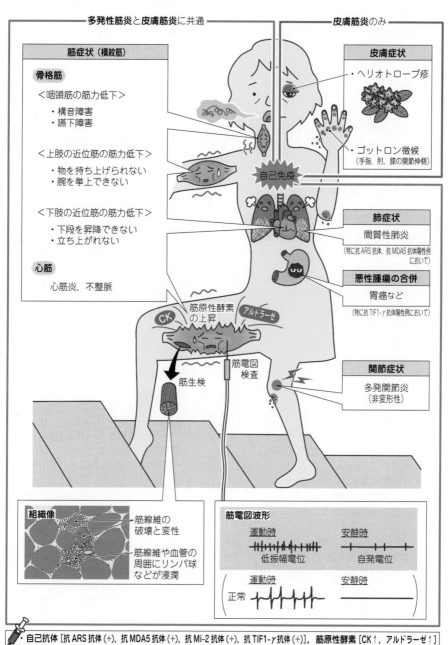

― 多発性筋炎と皮膚筋炎に共通 ―

筋症状（横紋筋）

骨格筋

<咽頭筋の筋力低下>
- 構音障害
- 嚥下障害

<上肢の近位筋の筋力低下>
- 物を持ち上げられない
- 腕を挙上できない

<下肢の近位筋の筋力低下>
- 下段を昇降できない
- 立ち上がれない

心筋

心筋炎，不整脈

自己免疫

筋原性酵素の上昇　CK　アルドラーゼ

筋生検　筋電図検査

― 皮膚筋炎のみ ―

皮膚症状
- ・ヘリオトロープ疹
- ・ゴットロン徴候
  （手指，肘，膝の関節伸側）

肺症状

間質性肺炎

（特に抗 ARS 抗体，抗 MDA5 抗体陽性例において）

悪性腫瘍の合併

胃癌など

（特に抗 TIF1-γ 抗体陽性例において）

関節症状

多発関節炎
（非変形性）

組織像
- 筋線維の破壊と変性
- 筋線維や血管の周囲にリンパ球などが浸潤

筋電図波形

運動時	安静時
低振幅電位	自発電位

運動時	安静時
正常	

・自己抗体 [抗 ARS 抗体 (+)，抗 MDA5 抗体 (+)，抗 Mi-2 抗体 (+)，抗 TIF1-γ 抗体 (+)]，筋原性酵素 [CK↑，アルドラーゼ↑]

理解を深める疾患編

全身性強皮症（SSc）
▶ 線維成分が増加して全身が硬化する

全身性強皮症 (SSc:systemic sclerosis) は皮膚や内臓などで膠原線維が過剰につくられる膠原病です．

概要
病態の中心は2つあり，1つは
- **線維芽細胞の活性化**

です．線維芽細胞は膠原線維を産生する細胞なので，線維化（硬化）が起こります．もう1つは
- **末梢循環不全**

であり，局所の血流障害が生じます．

中年女性に多くみられます．

まず，代表的な症状である皮膚の症状から見てみましょう．

皮膚・粘膜症状
初発症状は血流障害による
- **レイノー現象** ↓113〉

が多く，90％以上で認めます．

皮膚症状は手指末端から始まり，次第に中枢側へと広がります．浮腫期（むくみ）→硬化期（かたく，光沢あり）→萎縮期（かたさは失われ，しわが生じる）と段階を経て進行します．
浮腫期の症状である
- **手指のソーセージ様腫脹**

は初発時にみられやすいです．
硬化期に進展すると
- **仮面様顔貌**
  （皮膚硬化により表情が乏しくなる）
- **舌小帯短縮**

などの変化がみられます．
さらに進展して萎縮期に至ると
- **手指の屈曲拘縮**

などが目立つようになります．

上記のように，皮膚症状が手指から中枢へと広がる病型をびまん皮膚硬化型SScといいます．一方，皮膚症状が手指にとどまる限局皮膚硬化型SScという病型もあります．

皮膚症状に加え，内臓にも様々な形で病変が生じます．

臓器症状
肺症状として，線維化が主な場合
- **肺線維症**

を生じ，動脈の狭小化が主な場合は
- **肺高血圧症**

を生じます．

消化管では平滑筋が線維成分に置きかわり，蠕動運動が障害されます．食道下部に病変が生じやすく
- **嚥下障害，胃食道逆流症**

などが生じます．腸管に運動障害が生じると，下痢や便秘をきたします．
腸粘膜の障害により，栄養素の吸収障害（吸収不良症候群）も起こります．

腎臓では小動脈の狭小化により血流が減少し，レニン-アンジオテンシン-アルドステロン系 ◁74〉が刺激されて高血圧を呈します．この病態を
- **強皮症腎**

といい，急速に進行することが多く，腎不全を呈します（腎クリーゼ）．

検査所見
SScに特徴的な自己抗体として，びまん皮膚硬化型SScでは
- **抗Scl-70抗体**
- **抗RNAポリメラーゼⅢ抗体**

限局皮膚硬化型SScでは
- **抗セントロメア抗体**

などの自己抗体がみられます．これらは症状に先立って出現することもあり，経過の予測に有用です．

治療
局所の循環不全が生じやすいので，保温や皮膚の保護を指導します．
症状に応じて副腎皮質ステロイドや免疫抑制薬，肺高血圧症には血管拡張薬，強皮症腎にはACE阻害薬などを用います．

57 全身性強皮症（SSc）

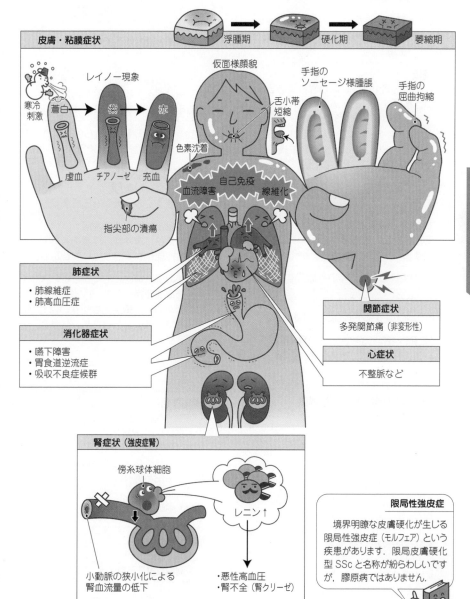

皮膚・粘膜症状

浮腫期　→　硬化期　→　萎縮期

仮面様顔貌

レイノー現象

寒冷刺激

蒼白　→　紫　→　赤

虚血　チアノーゼ　充血

指尖部の潰瘍

舌小帯短縮

手指のソーセージ様腫脹

手指の屈曲拘縮

色素沈着

自己免疫
血流障害　線維化

肺症状
・肺線維症
・肺高血圧症

消化器症状
・嚥下障害
・胃食道逆流症
・吸収不良症候群

関節症状
多発関節痛（非変形性）

心症状
不整脈など

腎症状（強皮症腎）

傍糸球体細胞

レニン↑

小動脈の狭小化による腎血流量の低下

・悪性高血圧
・腎不全（腎クリーゼ）

限局性強皮症

境界明瞭な皮膚硬化が生じる限局性強皮症（モルフェア）という疾患があります．限局皮膚硬化型 SSc と名称が紛らわしいですが，膠原病ではありません．

・自己抗体 [抗 Scl-70 抗体（＋），抗 RNA ポリメラーゼⅢ抗体（＋），抗セントロメア抗体（＋）]

理解を深める疾患編

混合性結合組織病（MCTD）
▶ 複数の膠原病に似るがどれでもない

　混合性結合組織病（MCTD：mixed connective tissue disease）は，複数の膠原病の特徴を合わせもつ疾患です．

概要
　膠原病同士は，しばしば重複あるいは移行することがあり，これを
- **重複（オーバーラップ）症候群**

とよびます．一方，MCTDは，一見するとSLE，PM，SScの重複にみえますが，これらの膠原病の診断基準は満たさず，これらの膠原病に合致しない臨床経過や特徴的な自己抗体が認められます．このことから，わが国では重複症候群とは区別して，独立した疾患として扱われています（海外では重複症候群とすることもある）．

　30歳代の女性に多い疾患です．

　MCTDではSLE，PM，SScを思わせる，以下のような所見が認められます．

SLE（全身性エリテマトーデス）様所見
　SLE様所見として最も多いのは
- **多発関節炎**

です．このほか
- **顔面紅斑，リンパ節腫脹**

などの症状や心膜炎，胸膜炎がみられます．検査所見として
- **白血球減少，血小板減少**

がみられます．

　SLEとの相違点として，腎障害は軽度である点，補体価は正常である点などが挙げられます．

PM（多発性筋炎）様所見
　PM様所見として
- **近位筋の筋力低下**

が生じます．検査所見では
- **筋原性酵素（CKなど）の上昇**
- **筋電図異常**

がみられます．

SSc（全身性強皮症）様所見
　SSc様所見として
- **手指に限局した皮膚硬化**
- **肺線維症**
- **食道の蠕動低下または拡張**

などがみられます．

　SScとの相違点として，皮膚硬化が手指にとどまる点，腎障害が軽度である点などが挙げられます．

　また，次の中核所見のうち少なくとも1つを満たすことが診断に必須です．

中核所見（共通所見）
- **レイノー現象** 📖113

が，ほぼ全ての症例でみられます．

- **手指または手背の腫脹**

も高率に生じますが，浮腫の状態が持続し，硬化や萎縮は生じません．

　ほかの膠原病と大きく異なるのは
- **肺高血圧症**

の頻度が高く，重症化しやすい点です．生命予後に関わるため，注意が必要です．

　また，無菌性髄膜炎もしばしば起こります．

検査所見
　特徴的な自己抗体として
- **抗U1-RNP抗体**

が挙げられます．MCTDでは必ず陽性です．ただし，特異性は高くないため，抗Sm抗体や抗Scl-70抗体，抗Jo-1抗体などがみられる場合は，ほかの膠原病も疑う必要があります．

治療
　主に
- **副腎皮質ステロイド，免疫抑制薬**

を用います．
　肺高血圧症に対して血管拡張薬を用いることもあります．

58 混合性結合組織病（MCTD）

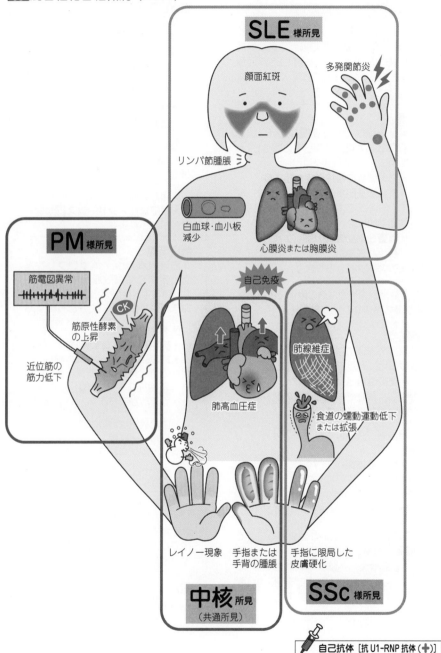

SLE 様所見

顔面紅斑
多発関節炎
リンパ節腫脹
白血球・血小板減少
心膜炎または胸膜炎

自己免疫

PM 様所見

筋電図異常
CK
筋原性酵素の上昇
近位筋の筋力低下

肺高血圧症

肺線維症
食道の蠕動運動低下または拡張

レイノー現象　手指または手背の腫脹

手指に限局した皮膚硬化

中核 所見（共通所見）

SSc 様所見

自己抗体［抗 U1-RNP 抗体（＋）］

シェーグレン症候群 (SS)
▶ 分泌液が減少して粘膜が乾燥する

シェーグレン症候群 (SS：Sjögren syndrome) は，外分泌腺に炎症が生じる膠原病類縁疾患です．SSのみの場合を一次性SS，ほかの膠原病 (RA, SLE, SSc) を合併している場合を二次性SSといいます．

> ### 病態
> 　外分泌腺は，分泌液 📙66〉を産生することで体表面のバリアに寄与しています．SSでは
> - 外分泌腺に慢性炎症が起こり外分泌機能が低下
>
> して，粘膜の乾燥症状を訴えます．病理学的には
> - 導管 (分泌液が通る管) 周囲のリンパ球浸潤
>
> や腺房の萎縮がみられます．

SSでは，涙腺や唾液腺の障害による乾燥症状が最も高頻度に生じます．

> ### 腺症状
> 　涙腺の炎症により涙液の分泌が減少すると，バリア機能が低下して
> - 乾燥性角結膜炎 (ドライアイ)
>
> が生じ，異物感，充血，眼の疲れなどの症状が生じます．
>
> 　唾液腺の炎症により唾液の分泌が減少すると
> - 口腔乾燥症 (ドライマウス)
>
> が生じ，飲みこみにくさや，う歯 (虫歯) の多発を認めます．触診で唾液腺の腫脹を認めることもあります．

　このほかにも，分泌液が減少することで粘膜の乾燥が様々な部位で生じ，乾性咳嗽や上・下気道炎，外陰炎などが生じます．また消化器の外分泌腺の機能障害により萎縮性胃炎や膵炎などが生じます．

腺症状以外にも様々な症状が現れます．

> ### 腺外症状
> 　皮膚症状として
> - レイノー現象 📙113〉，環状紅斑
>
> などがみられます．
>
> 　関節炎がみられることがありますが，骨病変はほとんど生じません．
>
> 　全身性のリンパ節腫脹がみられることがあります．
>
> 　肺病変として
> - 間質性肺炎
>
> が生じることがあります．
>
> 　腎臓では間質性腎炎や
> - 尿細管性アシドーシス ◀132〉
>
> などがみられます．

> ### 検査所見
> 　血液検査では，γ-グロブリン高値，赤沈亢進がみられます．CRPは正常です．自己免疫機序により汎血球減少が生じることがあります．
>
> 　免疫学的検査では
> - 抗SS-A抗体 (感度が高い)
> - 抗SS-B抗体 (一次性SSに特異的)
>
> などの自己抗体がみられます．これらは新生児ループス 📙116〉の原因となることがあります．
>
> 　涙腺の機能評価には
> - シルマー試験
>
> が有用です．角結膜炎の程度はローズベンガル試験などで傷害部位を染色して評価します．
>
> 　唾液腺の機能評価法としては
> - ガム試験，サクソン試験
>
> などがあります．このほか，口唇生検でリンパ球浸潤，唾液腺シンチグラフィーで機能低下がみられます．

> ### 治療
> 　腺症状には，点眼薬や唾液分泌を促進する内服薬などを用います．腺外症状には，副腎皮質ステロイドや免疫抑制薬を用います．

59 シェーグレン症候群 (SS)

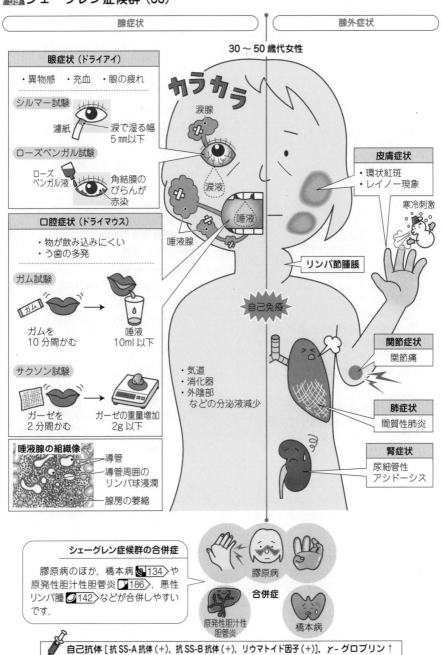

腺症状 | 腺外症状

30〜50歳代女性

眼症状 (ドライアイ)
・異物感 ・充血 ・眼の疲れ

シルマー試験
濾紙 ― 涙で湿る幅 5mm以下

ローズベンガル試験
ローズベンガル液 ― 角結膜のびらんが赤染

口腔症状 (ドライマウス)
・物が飲み込みにくい
・う歯の多発

ガム試験
ガムを10分間かむ → 唾液 10ml以下

サクソン試験
ガーゼを2分間かむ → ガーゼの重量増加 2g以下

唾液腺の組織像
― 導管
― 導管周囲のリンパ球浸潤
― 腺房の萎縮

涙腺
涙液
唾液
唾液腺

カラカラ

皮膚症状
・環状紅斑
・レイノー現象

寒冷刺激

リンパ節腫脹

自己免疫

・気道
・消化器
・外陰部
などの分泌液減少

関節症状
関節痛

肺症状
間質性肺炎

腎症状
尿細管性アシドーシス

シェーグレン症候群の合併症

膠原病のほか, 橋本病 134 や原発性胆汁性胆管炎 186, 悪性リンパ腫 142 などが合併しやすいです.

膠原病

合併症

原発性胆汁性胆管炎

橋本病

自己抗体 [抗SS-A抗体 (+), 抗SS-B抗体 (+), リウマトイド因子 (+)], γ-グロブリン↑

ベーチェット病
▶ 皮膚粘膜や眼などの炎症を繰り返す

ベーチェット病は，皮膚，口腔，眼および外陰部などで急性炎症の反復をきたす膠原病類縁疾患です．

疫学
地中海沿岸から中近東，日本を含むアジアで発症率が高く，シルクロード病ともよばれます．

遺伝的素因として
- **HLA-B51**

が重要と考えられています．

日本では女性の発症がやや多いですが，男性では眼や内臓の病変が生じやすく，重症例が多いです．

次の4つの症状は主症状とよばれ，病初期に出現し，また出現頻度が高いです．

主症状
ほぼ全例で
- **口腔粘膜のアフタ性潰瘍**
  （類円形で浅く，白色の偽膜を伴う有痛性の潰瘍）

がみられます．初発症状として現れることが多く，繰り返し起こります．

皮膚症状は
- **結節性紅斑**（発赤を伴うしこり）

が生じやすく，ほかに血栓性静脈炎，毛嚢炎（毛根の発赤や疼痛），痤瘡（にきび）様皮疹などの形で現れます．

眼症状は
- **ぶどう膜炎**

として現れます．ぶどう膜は眼球を包む虹彩と毛様体（前部ぶどう膜），脈絡膜（後部ぶどう膜）からなります．虹彩毛様体炎では
- **前房蓄膿**（角膜と虹彩の間に膿がたまる）

を認めます．脈絡膜炎は網膜炎を伴うことが多く（網脈絡膜炎），視力低下や失明をきたします．

- **外陰部潰瘍**

は，境界明瞭な病変で，強い痛みを伴います．再発が多いです．

次の5つの症状を副症状といい，機能や生命予後に大きく影響します．

副症状
副症状のなかで最も頻度が高い
- **関節炎**

は，四肢の大関節に生じやすく，変形や拘縮は生じません．

特徴的な症状として
- **精巣上体炎**（副睾丸炎）

がみられます．

中枢神経病変には，急速に出現する急性型と緩徐に進行する慢性型があり
- **髄膜脳炎**（急性型）
- **認知症様症状，体幹失調，構音障害**（慢性型）

などが生じます．

血管病変も生じ
- **動脈瘤，深部静脈血栓症**

などの形で現れます．

消化管では腸管の潰瘍，特に
- **回盲部潰瘍**

が特徴的です．

神経，血管，消化器に症状がある場合は，それぞれ「神経ベーチェット病」「血管ベーチェット病」「腸管ベーチェット病」とよばれます．

検査所見
皮膚に滅菌した注射針を刺入すると，24～48時間後に発赤や小膿疱の形成を認める
- **針反応**

が生じます．好中球の機能亢進に由来すると考えられています．

特異的な自己抗体はありません．

治療
副腎皮質ステロイド，免疫抑制薬に加え，TNF阻害薬，コルヒチン（好中球の遊走を抑制する作用がある）などを，症状に応じて使い分けます．

60 ベーチェット病

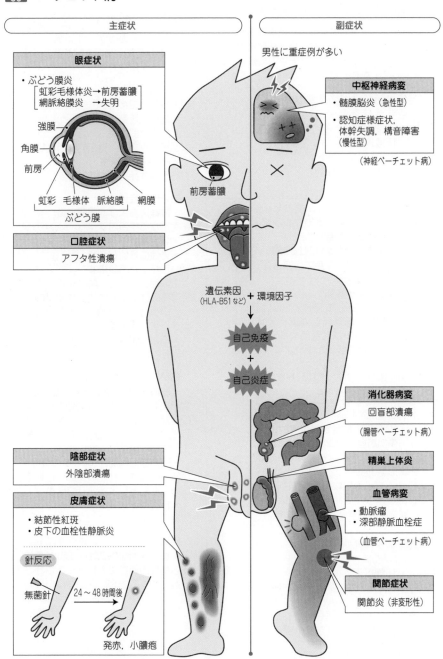

主症状

眼症状

・ぶどう膜炎
　虹彩毛様体炎→前房蓄膿
　網脈絡膜炎 →失明

強膜
角膜
前房
虹彩　毛様体　脈絡膜　網膜
ぶどう膜
前房蓄膿

口腔症状

アフタ性潰瘍

遺伝素因（HLA-B51 など）＋ 環境因子

自己免疫
＋
自己炎症

陰部症状

外陰部潰瘍

皮膚症状

・結節性紅斑
・皮下の血栓性静脈炎

針反応

無菌針　24～48時間後

発赤, 小膿疱

副症状

男性に重症例が多い

中枢神経病変

・髄膜脳炎（急性型）
・認知症様症状,
　体幹失調, 構音障害
　（慢性型）

（神経ベーチェット病）

消化器病変

回盲部潰瘍

（腸管ベーチェット病）

精巣上体炎

血管病変

・動脈瘤
・深部静脈血栓症

（血管ベーチェット病）

関節症状

関節炎（非変形性）

理解を深める疾患編

関節リウマチと鑑別を要する疾患
▶ 破壊性関節炎を呈する様々な疾患

関節リウマチ (RA) と類似した破壊性関節炎を呈し，鑑別が重要になる膠原病類縁疾患をいくつか紹介します．RFや抗核抗体は陰性のことが多いです．

若年性特発性関節炎 (JIA)

若年性特発性関節炎 (JIA：juvenile idiopathic arthritis) は
- **16歳未満**

で発症する破壊性関節炎で
- **全身型**と関節型

に分けられます．

全身型JIAはスティル病ともよばれ，関節炎に加えて夕方から夜間にかけて高熱を呈する
- **弛張熱**（日内変動が1℃以上ある発熱）

や，サーモンピンク色の盛り上がった皮疹（丘疹）である
- **リウマトイド疹**

がみられます．リウマトイド疹は発熱時に現れ，解熱時に消退します．このほか，リンパ節腫脹や肝脾腫，心外膜炎などの症状が現れます．
また
- **血清フェリチン** ⦿26 が高値

となるのが特徴的です．

関節型JIAは
- **多関節型**（5つ以上の関節が侵される）
- **少関節型**（1〜4つの関節が侵される）

に分けられ，多くは関節炎のみです．多関節型JIAは，成人のRAと類似しており，RFや抗核抗体は陽性のこともあります．少関節型JIAは，ぶどう膜炎を合併することがあります．

成人スティル病

全身型JIAと同様の病態が
- **16歳以上**

で生じた場合を成人スティル病といいます．全身型JIAが16歳以上まで遷延したものと，16歳以上で新たに発症したものとが含まれます．

脊椎関節炎

脊椎関節炎は，体軸の関節 (脊椎, 仙腸関節) や末梢の関節 (肩, 膝などの大関節および指趾の関節) の炎症，および
- **腱付着部**（腱が骨に付着する部位）の炎症

が生じる疾患群です．

具体的には
- **強直性脊椎炎**
- **乾癬性関節炎**
- **反応性関節炎**

などを含みます．遺伝的要因として
- **HLA-B27陽性**

である人が発症しやすいです．

強直性脊椎炎は
- **脊椎炎および**仙腸関節炎

を主とする疾患です．
- **10代後半〜30代に好発**
- **男性に多い**（男女比3：1）

という特徴があります．
主な症状として，関節炎による腰背部痛のほか，脊椎周辺の靱帯の骨化により脊椎の可動域制限がみられます．また合併症として
- **ぶどう膜炎**（虹彩毛様体炎）

がみられます．

乾癬性関節炎は，皮膚病変である
- **乾癬**（銀白色の鱗屑を伴う紅斑）を伴う

関節炎です．皮膚症状に先立ち，関節炎がみられることもあります．関節炎は非対称性に生じることが多く，末梢の関節炎，特に手の
- **遠位指節間関節**（DIP関節）の炎症

が特徴的です．体軸の関節炎は無症状のこともあります．このほか
- **指炎**（指全体の腫脹）

がみられます．

反応性関節炎は，若年男性に多く
- **尿道炎や腸管感染症に続いて発症**

する急性の関節炎で，多くの場合は一過性です．末梢の関節を中心に非対称性かつ少数の関節炎が生じ，特に下肢に生じやすいです．結膜炎を伴うことがあります．

61 関節リウマチと鑑別を要する疾患

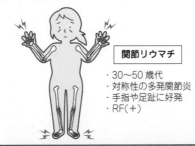

関節リウマチ

- ・30～50歳代
- ・対称性の多発関節炎
- ・手指や足趾に好発
- ・RF(＋)

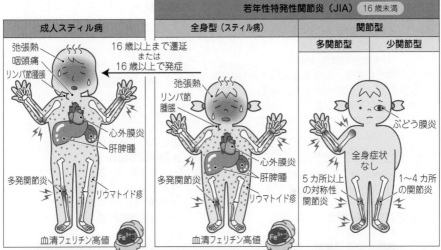

	若年性特発性関節炎（JIA） 16歳未満		
成人スティル病	全身型（スティル病）	関節型	
		多関節型	少関節型

成人スティル病

- 弛張熱
- 咽頭痛
- リンパ節腫脹
- 心外膜炎
- 肝脾腫
- 多発関節炎
- リウマトイド疹
- 血清フェリチン高値 Fe^{3+}

16歳以上まで遷延
または
16歳以上で発症

全身型（スティル病）

- 弛張熱
- リンパ節腫脹
- 心外膜炎
- 肝脾腫
- 多発関節炎
- リウマトイド疹
- 血清フェリチン高値 Fe^{3+}

多関節型

- 5カ所以上の対称性関節炎

少関節型

- ぶどう膜炎
- 全身症状なし
- 1～4カ所の関節炎

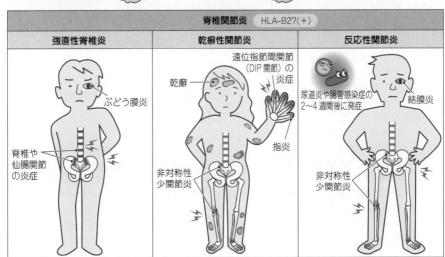

脊椎関節炎 HLA-B27(＋)		
強直性脊椎炎	乾癬性関節炎	反応性関節炎

強直性脊椎炎

- ぶどう膜炎
- 脊椎や仙腸関節の炎症

乾癬性関節炎

- 乾癬
- 遠位指節間関節（DIP関節）の炎症
- 指炎
- 非対称性少関節炎

反応性関節炎

- 尿道炎や腸管感染症の2～4週間後に発症
- 結膜炎
- 非対称性少関節炎

理解を深める疾患編

血管炎
▶ 全身の様々な部位に症状が現れる

血管炎は，血管とその周囲に炎症が生じる病態の総称で，その発症には免疫学的機序が関わっています．

血管炎の分類
血管炎は炎症が生じる血管のサイズにより
- **大型血管炎**
  （弾性動脈．大動脈やその分枝）
- **中型血管炎**
  （筋型動脈．主要な内臓動脈とその分枝）
- **小型血管炎**
  （小～細動脈や毛細血管，細静脈）

に分類されます．大型血管炎には高安動脈炎，巨細胞性動脈炎，中型血管炎には結節性多発動脈炎，川崎病などが含まれます．小型血管炎は，さらにANCA関連血管炎と免疫複合体性小型血管炎に分けられます．

血管炎の症状は，罹患血管の部位や状態により異なるため，非常に多様です．

血管炎の主な症状
炎症による全身症状として
- **発熱，全身倦怠感，体重減少**

などがみられます．検査では
- **赤沈亢進，CRP上昇，白血球増加**

を認めます．
炎症が起きている血管は破れやすく，また血栓が形成されやすいため
- **出血や虚血，梗塞**

などによる局所症状が生じます．代表的な症状として
- **呼吸器症状**（肺胞出血，間質性肺炎）
- **循環器症状**（虚血性心疾患，不整脈）
- **腎症状**（大～中型血管炎では腎血管性高血圧，小型血管炎では糸球体腎炎）
- **消化管症状**（腹痛，消化管出血）
- **神経症状**（多発単神経炎による麻痺やしびれ）
- **皮膚症状**（紫斑，網状皮斑，潰瘍，皮下結節）
- **関節および筋症状**（関節痛，筋痛）

が挙げられます．

代表的な血管炎である結節性多発動脈炎（PAN：polyarteritis nodosa）の病態を見てみましょう．

結節性多発動脈炎（PAN）
中型血管炎に分類される疾患で，中～小動脈の血管に炎症が生じます．病変は分節性に生じ，動脈に沿った小結節の多発が認められるため，この名称がつきました．ただし，結節がみられないこともあります．

病理学的変化を時系列で見てみましょう．急性期にはまず血管透過性が亢進し，血中の成分が漏出します．内膜から中膜にかけて浮腫が生じ，血中のフィブリンが血管外に析出します．続いて中膜から外膜に好中球が浸潤し，血管壁に
- **フィブリノイド変性**

が生じます．この時期には血管壁の傷害により血管壁がもろくなり
- **動脈瘤や血栓**

が生じやすくなります．
炎症が遷延して慢性期になると
- **外膜における線維芽細胞の増生**
- **肉芽組織の形成**

がみられます．この頃には好中球は少なくなり，リンパ球浸潤が主体となります．内膜の肥厚や器質化血栓により
- **血管内腔の狭窄や閉塞**

が生じます．

全身症状（発熱や体重減少），神経症状，腎症状，皮膚症状などの頻度が高いです．

小型血管炎のうち顕微鏡的多発血管炎（MPA），多発血管炎性肉芽腫症（GPA），好酸球性多発血管炎性肉芽腫症（EGPA）では自己抗体の一種である抗好中球細胞質抗体（ANCA）■90 がみられ，これらをANCA関連血管炎と呼びます．病理学的にはPANと同様にフィブリノイド型の壊死性血管炎がみられ，GPAとEGPAでは肉芽腫も伴います．

62 血管炎

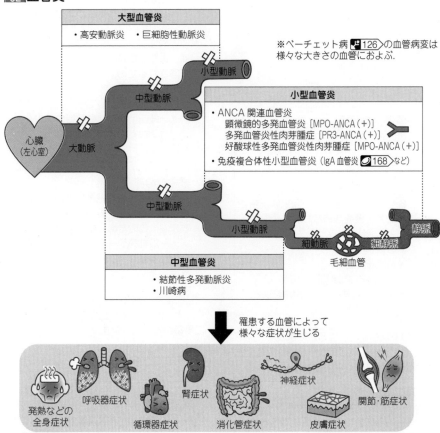

大型血管炎
・高安動脈炎　・巨細胞性動脈炎

※ベーチェット病 ⬛126 の血管病変は様々な大きさの血管におよぶ.

小型血管炎
・ANCA 関連血管炎
　顕微鏡的多発血管炎 [MPO-ANCA(+)]
　多発血管炎性肉芽腫症 [PR3-ANCA(+)]
　好酸球性多発血管炎性肉芽腫症 [MPO-ANCA(+)]
・免疫複合体性小型血管炎 (IgA血管炎 ⬛168 など)

中型血管炎
・結節性多発動脈炎
・川崎病

罹患する血管によって様々な症状が生じる

発熱などの全身症状　呼吸器症状　循環器症状　腎症状　消化管症状　神経症状　皮膚症状　関節・筋症状

理解を深める疾患編

結節性多発動脈炎

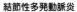
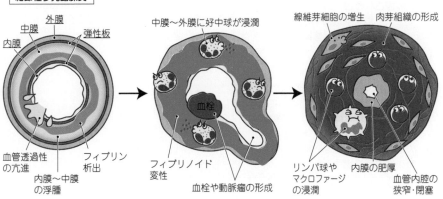

中膜　外膜　弾性板　内膜
血管透過性の亢進　内膜〜中膜の浮腫　フィブリン析出

中膜〜外膜に好中球が浸潤
フィブリノイド変性　血栓　血栓や動脈瘤の形成

線維芽細胞の増生　肉芽組織の形成
リンパ球やマクロファージの浸潤　内膜の肥厚　血管内腔の狭窄・閉塞

免疫不全
▶ どの系統がはたらいていないのか？

免疫細胞や補体の量，または機能が十分でないことにより免疫機能が低下し，病原体に対する生体防御が不十分となった状態を免疫不全といいます．原発性と続発性に分けられます．

免疫不全の分類
原発性免疫不全症は，免疫に関する
- **先天的な遺伝子異常**

が原因で起こります．

続発性免疫不全症は，元来は正常だった免疫機能が損なわれた状態です．主な原因として
- 感染 (HIVなど)
- 造血器腫瘍
  (慢性リンパ性白血病 *146*> など)
- 薬剤 (副腎皮質ステロイド，免疫抑制剤など)

が挙げられます．

どの系統が障害されるかによって，易感染性となる病原体が異なります．免疫の正常機能を復習しながら考えてみましょう．

T細胞系の障害
T細胞は，主に細胞性免疫を担い，細胞内で増殖する病原体に対する免疫反応において重要な役割をもちます．このため，T細胞系のはたらきが障害されると
- **ウイルス，細胞内寄生菌 (結核菌)，真菌に対する易感染性**

を呈します．

これに加え，ヘルパーT細胞は，B細胞を刺激して形質細胞への分化を促進する役割ももちます．このため，T細胞系の障害では，B細胞のはたらきも二次的に低下して抗体が欠乏し，一般細菌などに対しても易感染性を示す場合があります．

B細胞系の障害
B細胞系のはたらきが障害されると，液性免疫の機能が低下するため，中和やオプソニン化の障害が生じます．また，抗体による補体活性化が障害されるため，補体のはたらきも低下してしまいます．

これらの結果として
- **一般細菌や細胞融解型ウイルス (ポリオなど) に対する易感染性**

を呈します．

好中球の障害
好中球は，主に細菌など細胞外の病原体を貪食し，殺菌する作用をもちます．このため好中球の障害では
- **一般細菌や一部の真菌に対する易感染性**

を呈します．

このほか，補体の欠損をきたす疾患もあり，ナイセリア属の細菌 (淋菌，髄膜炎菌) などに易感染性となります．

障害される系統に注目すると，先天性免疫不全症としてはT細胞系とB細胞系の障害を生じる重症複合免疫不全症，T細胞系の障害を生じるディジョージ症候群，B細胞系の障害を生じるX連鎖無γ-グロブリン血症，好中球の障害を生じる慢性肉芽腫症などが挙げられます．続発性免疫不全症としては，T細胞系の障害による後天性免疫不全症候群 (AIDS) が代表的です．

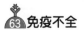

免疫不全

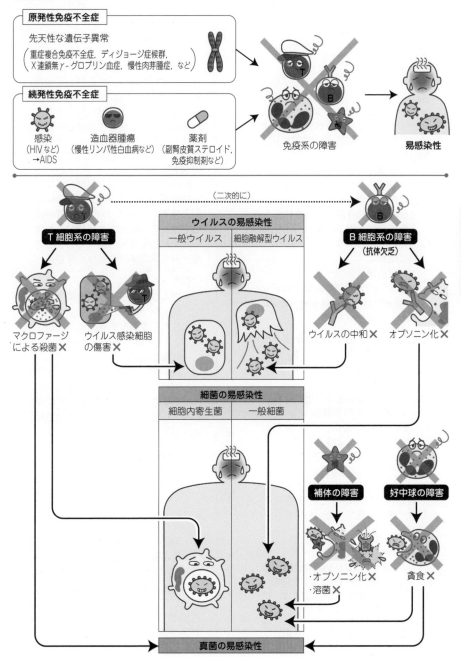

免疫系に作用する薬
▶ どのしくみを抑制するのか？

免疫系に作用する薬剤のうち，代表的なものを見てみましょう．

抗炎症薬

炎症にはケミカルメディエーター 🔖24〉やサイトカインが関与しています．このうちプロスタグランジンやロイコトリエンは，酵素反応により細胞膜のリン脂質からアラキドン酸を経由して合成されます．

抗炎症薬は，ケミカルメディエーターやサイトカインの合成や分泌の過程に作用することで

- 解熱・鎮痛**作用**，抗炎症**作用**，免疫抑制**作用**

などをもたらします．

抗炎症薬は

- 副腎皮質ステロイド
- 非ステロイド性抗炎症薬(NSAIDs: non-steroidal anti-inflammatory drugs)

の2種類に分けられます．

副腎皮質ステロイドは，抗炎症作用のある糖質コルチコイド 📘74〉を人工的に合成した薬で

- **リン脂質から**
  アラキドン酸を切り出す酵素
  (ホスホリパーゼA_2)**を抑制**

して抗炎症作用を示します．また

- 細胞内受容体に**結合して**
  DNAからの転写を調節

してサイトカインの合成・分泌を抑制し，免疫抑制作用ももたらします．SLEやPM／DMなどの膠原病のほか，様々な疾患に用いられます．

NSAIDsは

- **アラキドン酸から**
  プロスタグランジン**を合成する酵素**
  [シクロオキシゲナーゼ(COX)]**を抑制**

し，抗炎症作用をもたらします．代表的なNSAIDsに，ロキソプロフェンやイブプロフェンなどがあり，解熱鎮痛薬として用いられています．

抗アレルギー薬

代表的な抗アレルギー薬として

- 抗ヒスタミン薬
- **ロイコトリエン受容体拮抗薬**

など，ケミカルメディエーターの受容体を標的とする薬が挙げられます．これらの薬は，先回りして受容体に結合することで，ケミカルメディエーターが受容体に結合することを妨げます．主にⅠ型アレルギー症状の出現を予防します．

免疫抑制薬

免疫抑制薬は，リンパ球などによる免疫反応を抑制する薬です．RA，SLEなどの膠原病の治療や，移植時の拒絶反応の抑制などに用いられます．正常の免疫能も抑えてしまうため，投与期間中は注意が必要です．

例えば

- **カルシニューリン阻害薬**

は，T細胞のIL-2 🔖44〉産生を阻害することで免疫反応を抑制します(カルシニューリンはIL-2の産生に関わる酵素)．

- **代謝拮抗薬**

は，DNAの合成を阻害することでリンパ球の分化・増殖を抑制します．RA治療の中心となるメトトレキサートは免疫抑制薬で，疾患修飾性抗リウマチ薬(DMARDs)の一つです．

生物学的製剤

生物がつくりだす物質を薬物として利用するもので，ワクチン，血液製剤，抗体薬などがあります．

例えば

- **TNF-α阻害薬**
- **IL-6受容体拮抗薬**

は，サイトカインやその受容体に結合する抗体薬で，抗体の特異性から，標的とする分子にのみ作用することが特徴です．DMARDsでは十分な効果が得られないRAの治療などに用いられます．

64 免疫系に作用する薬

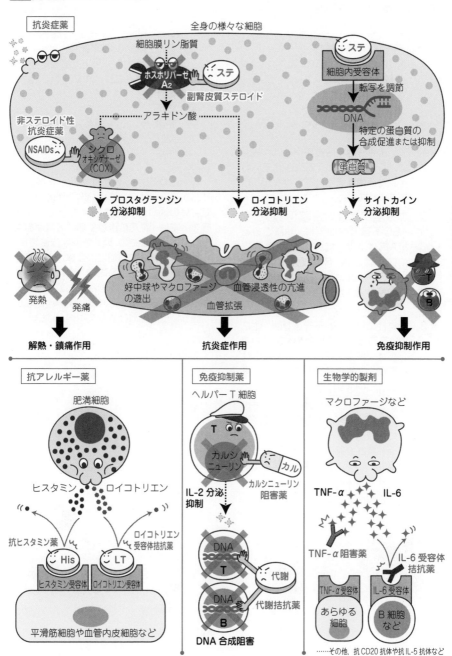

抗炎症薬

全身の様々な細胞

細胞膜リン脂質

ホスホリパーゼA2

ステ

副腎皮質ステロイド

アラキドン酸

非ステロイド性抗炎症薬

NSAIDs

シクロオキシゲナーゼ(COX)

ステ

細胞内受容体

転写を調節

DNA

特定の蛋白質の合成促進または抑制

蛋白質

プロスタグランジン分泌抑制

ロイコトリエン分泌抑制

サイトカイン分泌抑制

発熱　発痛

好中球やマクロファージの遊出　血管浸透性の亢進

血管拡張

解熱・鎮痛作用

抗炎症作用

免疫抑制作用

理解を深める疾患編

抗アレルギー薬

肥満細胞

ヒスタミン　ロイコトリエン

抗ヒスタミン薬　ロイコトリエン受容体拮抗薬

His　LT

ヒスタミン受容体　ロイコトリエン受容体

平滑筋細胞や血管内皮細胞など

免疫抑制薬

ヘルパーT細胞

T

カルシニューリン

カル

カルシニューリン阻害薬

IL-2分泌抑制

DNA

T

代謝

代謝拮抗薬

DNA

B

DNA合成阻害

生物学的製剤

マクロファージなど

TNF-α　IL-6

TNF-α阻害薬

IL-6受容体拮抗薬

TNF-α受容体

あらゆる細胞

IL-6受容体

B細胞など

……その他, 抗CD20抗体や抗IL-5抗体など

国試を読み解こう！1
▶ 免疫疾患に関する問題

看護師国試 98回午後17
　抗原がIgEと結合するのはどれか．
1．接触皮膚炎
2．血液型不適合輸血
3．全身性エリテマトーデス
4．アナフィラキシーショック

×1．アレルギー性接触皮膚炎では，抗原により感作されたT細胞がサイトカインを産生することで炎症が起こります(IV型アレルギー)．

×2．血液型不適合輸血 178 のうちABO不適合輸血では，IgMである抗A抗体や抗B抗体により血管内溶血が起こり，Rh不適合輸血ではIgGである抗D抗体により脾臓などで血管外溶血が起こります(II型アレルギー)．

×3．全身性エリテマトーデスでは，主にIgGである抗dsDNA抗体などの抗核抗体が抗原と結合して免疫複合体を形成し，組織傷害をもたらすと考えられています(III型アレルギー)．

○4．アナフィラキシーショックは，感作された肥満細胞上のIgEに抗原が結合し，放出されたヒスタミンなどによる症状が全身に強く発現して血圧低下などのショック症状を呈した病態です(I型アレルギー)．

以上より正解は4です．

救急救命士国試 33回午後12
　アナフィラキシー反応で最も危険な初期徴候はどれか．1つ選べ．
1．鼻汁
2．嗄声
3．咳嗽
4．嘔吐
5．下痢

　嗄声とは声がしゃがれることを指します．血管透過性亢進により喉頭浮腫が生じて空気の通り道(気道)が狭くなっている状態を示唆し，窒息により生命に危機がおよぶと考えられるため，最も危険な徴候です．

　鼻粘膜の分泌物増加による鼻汁や，気管支平滑筋の収縮による咳嗽，消化管平滑筋の収縮による嘔吐や下痢などもアナフィラキシーの重要な徴候ですが，嗄声と比較して直ちに生命をおびやかす徴候とはいえません．

　以上より正解は2です．

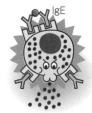

I型アレルギー

II型アレルギー

III型アレルギー

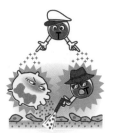

IV型アレルギー

臨床検査技師国試 **59回午前47**
　Ⅱ型アレルギー反応はどれか. **2
つ選べ.**
1. Goodpasture症候群
2. 関節リウマチ
3. 気管支喘息
4. 重症筋無力症
5. 全身性エリテマトーデス

○1. グッドパスチャー症候群は, 抗糸球体基底膜抗体が腎糸球体基底膜を傷害するⅡ型アレルギーで, 急速進行性糸球体腎炎を呈します. 抗糸球体基底膜抗体は, 肺胞基底膜も傷害するため, 肺胞出血もきたします.

×2. 関節リウマチは, 免疫複合体によるⅢ型アレルギーや, T細胞(Th1細胞やTh17細胞)によるⅣ型アレルギーが関与すると考えられています.

×3. 気管支喘息のうち, ダニなどの環境抗原によるアトピー型喘息は, 感作された肥満細胞上のIgEに抗原が結合し, 放出されたヒスタミンなどにより気道狭窄をきたすⅠ型アレルギーです.

○4. 重症筋無力症は, 抗ACh受容体抗体が神経筋接合部のACh受容体を阻害するⅡ型アレルギーで, 骨格筋の筋力低下や易疲労感をきたします.

×5. 全身性エリテマトーデスは, 免疫複合体によるⅢ型アレルギーが主な病態を形成していると考えられています(溶血性貧血などの血液症状はⅡ型アレルギーによる).

以上より正解は1と4です.

柔道整復師国試 **21回午前105**
　Ⅳ型アレルギー(遅延型過敏反応)はどれか.
1. 花粉症
2. Rh不適合輸血
3. ツベルクリン反応
4. 血清病

×1. 花粉症は, 鼻粘膜に存在する肥満細胞上のIgEに花粉抗原が結合し, 放出されたヒスタミンなどにより大量の鼻汁やくしゃみ, 鼻閉などの症状が現れるⅠ型アレルギーです.

×2. Rh不適合輸血とは, 抗D抗体をもっているRh(−)の患者にRh(+)の赤血球を輸血してしまうことです. 患者の血中の抗D抗体が輸血赤血球と結合し, 脾臓などでマクロファージに貪食されるⅡ型アレルギーです.

○3. ツベルクリン反応は, 結核菌の感染やBCG接種歴がある場合, 結核菌の培養成分を含むツベルクリン溶液を注射した2〜3日後に, Ⅳ型アレルギーによる接種部位の発赤や硬結がみられる反応です.

×4. 血清病は, 異種血清(ヒト以外の血清)や異種血清の成分を含む薬剤を投与した場合に, これに対する抗体がつくられ, 形成された免疫複合体が組織に沈着して傷害が生じるⅢ型アレルギーです.

以上より正解は3です.

理解を深める疾患編

国試を読み解こう！2
▶ 免疫疾患に関する問題

管理栄養士国試 32回43

免疫・アレルギー疾患に関する記述である．正しいのはどれか．**2つ選べ**．
1. 全身性エリテマトーデス (SLE) は，男性に多い．
2. 全身性強皮症では，食道の蠕動運動は低下する．
3. バセドウ病は，甲状腺刺激ホルモン (TSH) に対する抗体により発症する．
4. シェーグレン症候群では，唾液の分泌が増加する．
5. エイズ (AIDS) では，日和見感染が起こる．

× 1. SLEを含め，膠原病は全体的に女性に多くみられます．

○ 2. 全身性強皮症では，食道の平滑筋が線維成分に置きかわるため蠕動運動が障害されます．胃液の食道への逆流や嚥下困難などが出現します．

× 3. バセドウ病は，TSHではなく，甲状腺細胞のTSH受容体に対する抗体によって起こる疾患です．

× 4. シェーグレン症候群では，唾液腺の慢性炎症によって唾液の分泌は低下します．

○ 5. AIDS (後天性免疫不全症候群) は，HIV (ヒト免疫不全ウイルス) がヘルパーT細胞などのCD4陽性T細胞に感染して，これを破壊することにより生じます．したがって，健常者では病原性を発揮しない微生物に対する抵抗力が弱くなり，日和見感染症を発症します．

以上より正解は2と5です．

医学CBT E-4-3)-(4)-①

42歳の女性．3年前から物の飲みこみにくさ，2年前から手指のこわばりを感じていた．また，3カ月前から食事中にむせるようになった．抗トポイソメラーゼ抗体陽性．
みられない所見はどれか．
a. 高血圧
b. 間質性肺炎
c. 肺高血圧
d. Raynaud現象
e. Gottron徴候

飲みこみにくさは嚥下障害，手指のこわばりは皮膚の浮腫や硬化と読みかえることができます．これらの症状が出現し，抗トポイソメラーゼ抗体が陽性となる疾患は全身性強皮症です．全身性強皮症でほかにみられる所見としては，強皮症腎による高血圧，間質性肺炎 (肺線維症) や肺高血圧症，レイノー現象などが挙げられます．

ゴットロン徴候は，手指・肘・膝関節の伸側に出現する紅斑で，皮膚筋炎に特徴的な症状です．

以上より正解はeです．

はり師きゅう師国試 14回81

　疾患と症状との組み合わせで正しいのはどれか.
1. 全身性エリテマトーデス
　　―ヘリオトロープ疹
2. ベーチェット病―陰部潰瘍
3. 皮膚筋炎―仮面様顔貌
4. 全身性強皮症―ブドウ膜炎

× 1. ヘリオトロープ疹は, 皮膚筋炎でみられる上眼瞼の浮腫性紅斑です.

○ 2. ベーチェット病の主症状の一つに陰部潰瘍があります.

× 3. 仮面様顔貌は表情が乏しくなった顔貌で, 全身性硬化症で生じる皮膚硬化などにより生じます.

× 4. ぶどう膜炎は, 眼球のぶどう膜(虹彩, 網様体, 脈絡膜)に生じる炎症で, わが国におけるぶどう膜炎の三大原因疾患の一つがベーチェット病です.

以上より正解は2です.

あん摩マッサージ指圧師国試 15回83

　疾患と症状との組み合わせで正しいのはどれか.
1. 関節リウマチ―日光過敏症
2. 皮膚筋炎―蝶形紅斑
3. 強皮症―レイノー現象
4. ベーチェット病
　　―スワンネック変形

× 1. 日光過敏症(光線過敏症)は, 膠原病のなかでは特に全身性エリテマトーデスでよくみられます.

× 2. 蝶形紅斑は,全身性エリテマトーデスの患者の顔面に現れる左右対称性の紅斑です.

○ 3. 強皮症(全身性強皮症)では, 寒冷刺激などで指先の皮膚の色調が変化するレイノー現象がほぼ必発です.

× 4. スワンネック変形は, 関節リウマチなどでみられる手指のPIP関節の過伸展です.

以上より正解は3です.

ヘリオトロープ疹

仮面様顔貌

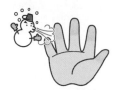

レイノー現象

ぶどう膜炎
(前房蓄膿)

陰部潰瘍

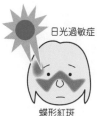

日光過敏症

蝶形紅斑

スワンネック変形

和文索引

※数字の前にある＊印は，その項目が主要記載されているページを示します．

イメージするカラダのしくみ

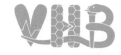

監修

岳野　光洋

日本医科大学 武蔵小杉病院
リウマチ膠原病内科　病院教授

イラスト・執筆・編集

山本　祐歌

執筆・編集

中道　倫子

執筆協力

大谷　悠祐

企画・編集

青木　裕美

デザイン

渡部　拓也

イラスト協力

松永　えりか

編集協力

半田　友里香　　早川　幸子　　鈴木　黛

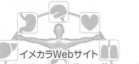

イメカラWebサイト
https://imekara.medicmedia.com/

「あなたの声」お聞かせください！
https://medicmedia.com/
＊書籍に関するご意見・ご感想は，はがきからも
メディックメディアのWEBサイトからもお送りいただけます．
上記のURLにアクセス，専用フォームから送信してください．

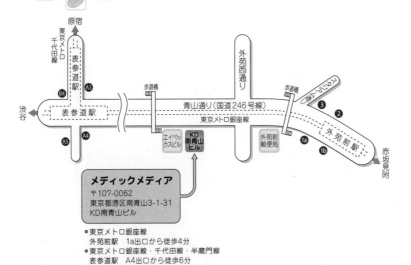

メディックメディア
〒107-0062
東京都港区南青山3-1-31
KD南青山ビル

● 東京メトロ銀座線
　外苑前駅　1a出口から徒歩4分
● 東京メトロ銀座線・千代田線・半蔵門線
　表参道駅　A4出口から徒歩6分

イメカラ（イメージするカラダのしくみ）**免疫**
第1版

2021年 11月 6日　第 1 版第 1 刷　発行

編　集　　　医療情報科学研究所
　　　　　　山本祐歌・青木裕美
発行者　　　岡庭　豊
発行所　　　株式会社　メディックメディア
　　　　　　〒107-0062　東京都港区南青山3-1-31
　　　　　　　　　　　　　　　KD南青山ビル
　　　　　　（営業）TEL　03-3746-0284
　　　　　　　　　　FAX　03-5772-8875
　　　　　　（編集）TEL　03-3746-0282
　　　　　　　　　　FAX　03-5772-8873
　　　　　　https://medicmedia.com/
印　刷　　　倉敷印刷株式会社

Printed in Japan © 2021 MEDIC MEDIA
ISBN978-4-89632-856-1

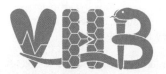